まるごと一冊
膵臓の本　第二版

名古屋市立大学消化器外科教授
医学博士
真辺　忠夫 著

日本プランニングセンター・発行

はじめに

膵臓は、胃の後ろに隠れた目立たない臓器ですが、食物の消化に欠かせない強力な消化酵素を出し、血糖を調節するインスリンなどのホルモンを分泌するなど健康な身体を維持するのになくてはならない大切な働きをしています。

慢性膵炎になり消化酵素の出が悪くなっても、糖尿病のためインスリンの分泌が悪くなっても飲み薬や注射など適切な治療を受ければ、ある程度の健康は維持できます。

しかしながら、お酒の飲みすぎによって急性膵炎を起こしたり、交通事故のハンドル外傷などによって膵臓が坐滅したりすると、事態は一変します。本来、腸の中に分泌し、肉や魚を消化するために働く消化酵素がお腹の中に出たらどうなるのでしょう。胃や腸などお腹の中の臓器は、たんぱく質から出来ているために、臓器そのものが消化されるという恐ろしい状態になります。急性膵炎は、がんと違って良性の病気なのに、いったん重症化すると致命的な状態になるのはこのためです。

このことは、がんにもあてはまります。膵臓のがんは、胃がんや大腸がんに比べると非常に悪質で、手術や放射線、抗がん剤など、いろいろな治療に抵抗し治すことが極めてむずかしく、

はじめに

予後はとても悲観的です。なぜ、膵がんが悪質なのかはいまだに明らかではありません。

しかし、膵がんのなかには、早期発見や適切な治療によって、長生きをされている方がおられるのも確かです。

本書の初版を読まれた方から多くの質問をいただき、膵臓病で悩んでおられる方がとても多いのに、いまさらながらびっくりしました。第二版では、膵嚢胞性疾患など最近の新しい病気を加えました。少しでも膵臓病で困っておられる方のお役に立てれば幸いです。

何よりも大事なのは、病気についての正確な知識を持って、適切な治療を受けることです。

分かりやすく書いたつもりですが、もっと知りたいこと、読んでいて分かりにくい点があれば、お手紙やメールで遠慮なくお知らせ下さい。できる限りお答えするつもりです。

なお、食事療法については、名古屋市立大学病院栄養管理係の御協力のもとに同病院の栄養基準・献立表を参考にさせていただきました。

また、データマネージャー、管理栄養士で医局秘書の山田信子さんに多大なご助言とご協力をいただきました。厚く御礼申し上げます。

著　者

目次

第二章　膵臓病の症状

第三章　膵臓病の検査

目次

目次

目　次

目　次

目　次

第一章　膵臓のはたらき

膵臓の主な役割は、食物の消化に必要な消化酵素を含んだ膵液を出すことと、糖尿病にならないように血糖を調整するインスリンなどのホルモンを分泌することです。

一　膵臓のしくみ

膵臓の位置

膵臓は、みぞおちから少し下がった、胃の後方で、大動脈の前に長く横たわっており、トウモロコシを横にしたような形をしています。長さは約15cm、幅が約3cm、厚さ約2cmで、重さは60~70gです。右が大きく左にいくに従ってやや細く表面は少し凹凸しています。膵臓の右端は十二指腸にくっついていて、膵管から十二指腸内に膵液を出しています。左端は脾臓に接しています。膵臓の右約3分の1の部分はふくれており、頭部といいます。左約3分の1の脾臓までの部分を尾部といい、頭部と尾部の間を体部といいます（図1、図2）。

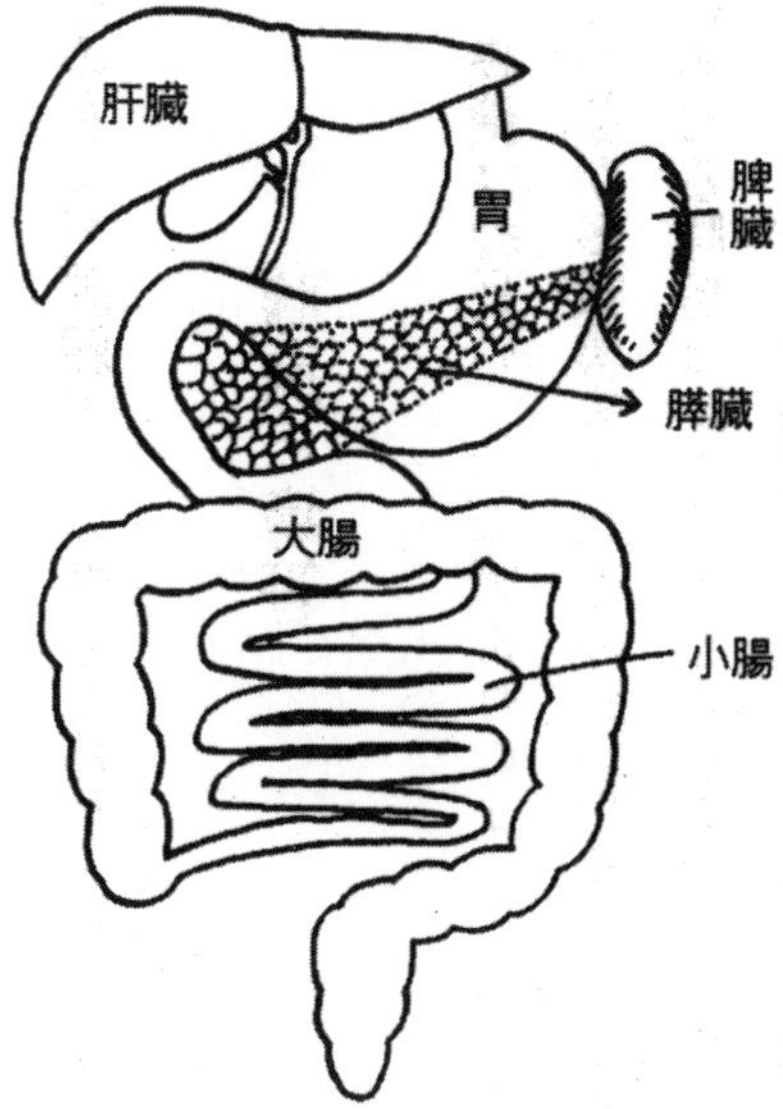

図１　　膵臓は胃のうしろにある

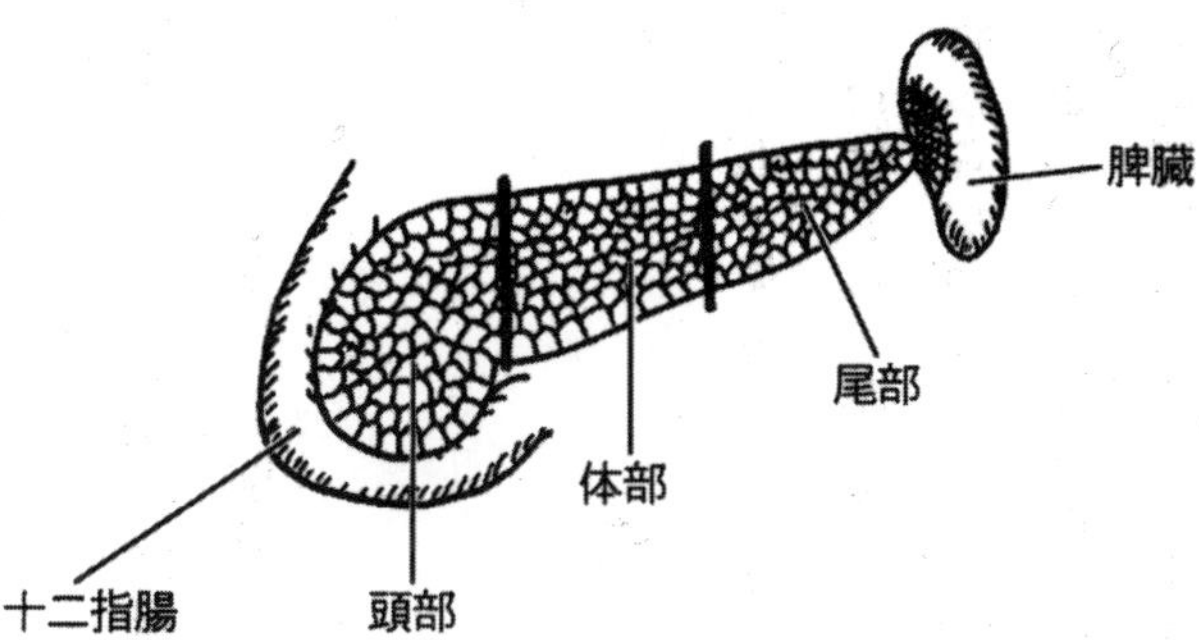

図２　膵臓の部位の名称

膵臓の構造

膵臓は、膵液を出す外分泌腺とインスリンなどのホルモンを出す内分泌腺からできています。膵臓は細長い一つの固まりのようにみえますが、よく見ると、表面がぶつぶつしています。これは、外分泌腺を構成する膵細胞がぶどうの房のような組織から出来ているためです。ぶどうの房はさらにぶどう1粒1粒にあたる腺房とぶどうの粒を支えている導管という枝からできています。消化のための膵酵素は腺房で作られ、導管からは重炭酸液が分泌されます。

膵酵素と重炭酸液から成る膵液を満たす導管は集まり、やがて、太い幹である主膵管となり十二指腸内に開き、膵液を出します。ぶどうの粒にあたる腺房では消化液のもとになる膵酵素が作られます。膵酵素は枝状の導管に入り、導管や膵管から分泌される重炭酸液を混じながら主膵管を通って膵液として十二指腸に注ぎます（図3）。

インスリンなどを出す内分泌腺は、直径50～500ミクロンの小さな丸い塊として膵全体に散在し膵臓の全重量の1～2％を占めています。顕微鏡で見ると、膵細胞のぶどうの房と房に囲まれているのがわかります。この内分泌腺細胞は、膵外分泌腺の海に浮かぶ島のようにみえるので、膵島、または発見者の名を取ってランゲルハンス島といいます。

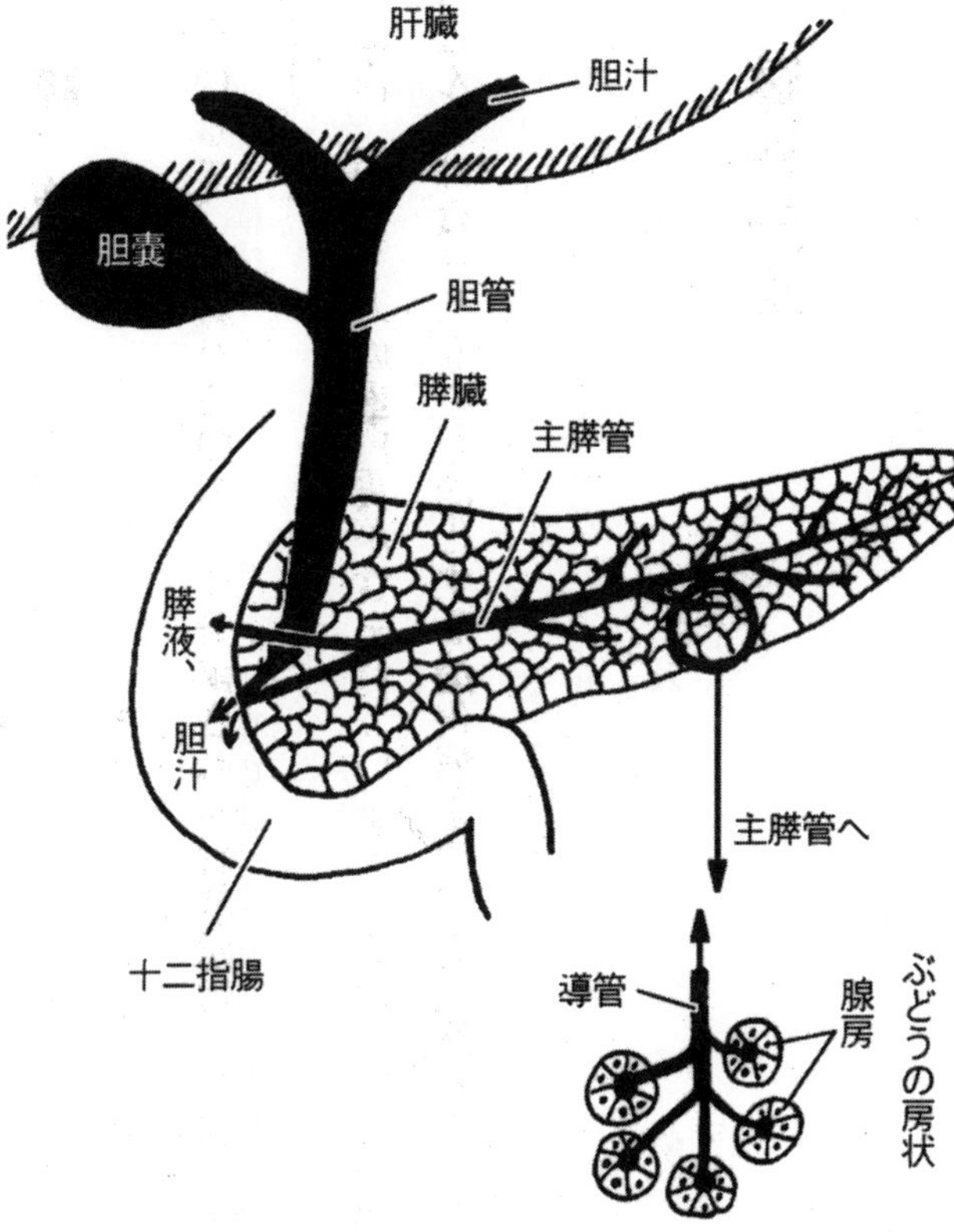

図3　膵　臓

二　膵液

膵液の組成は、アミラーゼなどたんぱく質からできている膵酵素と重炭酸を含んだ大量のアルカリ性の液体からできており、十二指腸の中に分泌される膵液量は1日に1～1.5リットルに達します。

膵液の主な働きは、食物の消化作用です。口から摂取された食物は、胃の中に入ると、強い酸性の胃液と混じりあって粥《かゆ》のようにどろどろとした液体になります。この粥状の液体が十二指腸に入ると粘膜を刺激し、セクレチンやコレシストキニンといった消化管ホルモンが分泌されます。これらのホルモンの刺激によって膵液が分泌されます。胃液によって酸性になった食物は、このアルカリ性の膵液によって中和されるとともに、膵液中の酵素の働きで消化が始まります（図4）。

膵酵素

膵臓から分泌され十二指腸で働く膵酵素には大きく分けて、食物中の炭水化物を消化するア

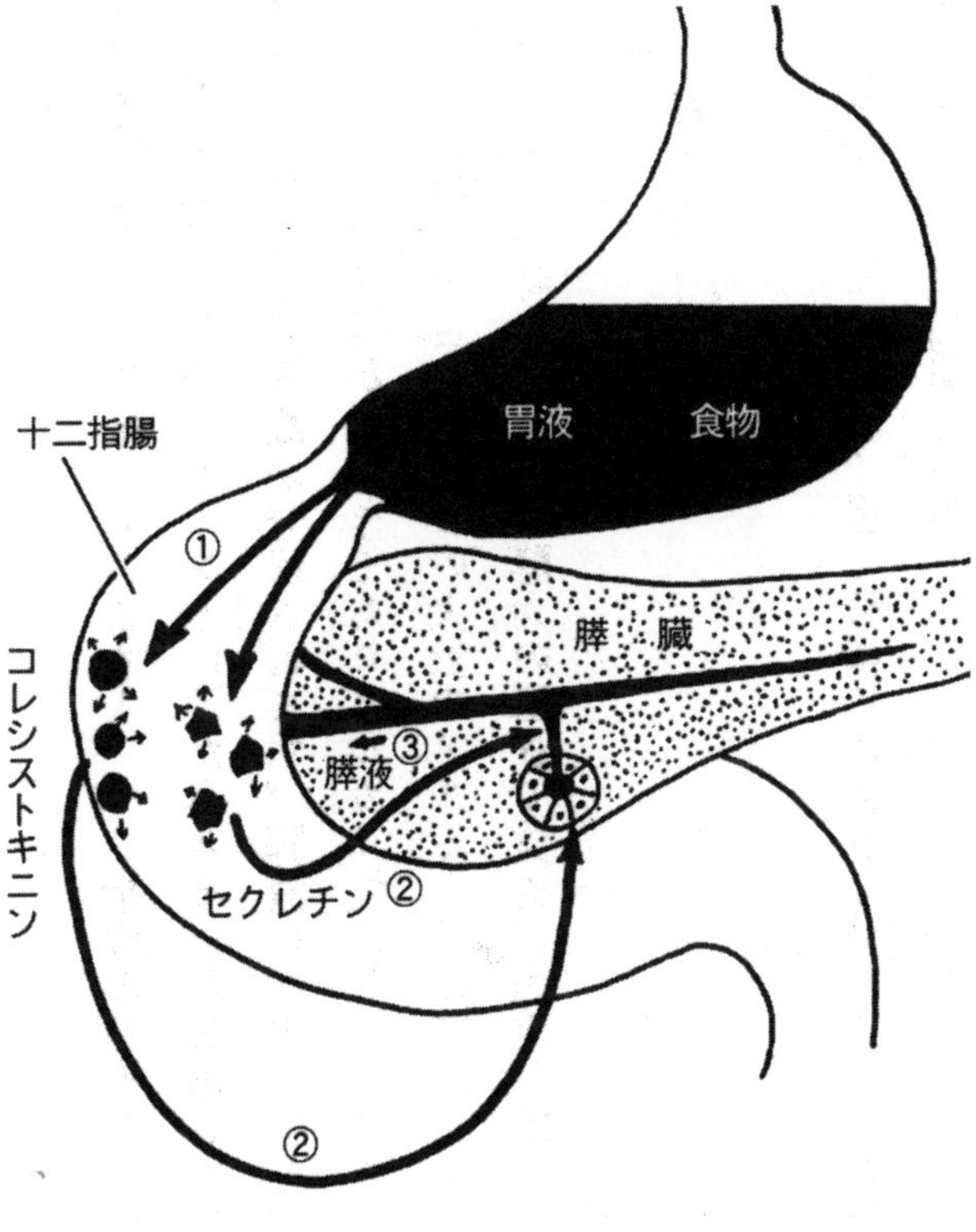

胃液　食物 ＞→ コレシストキニン　セクレチン ＞ 分泌 → 膵液分泌

図4

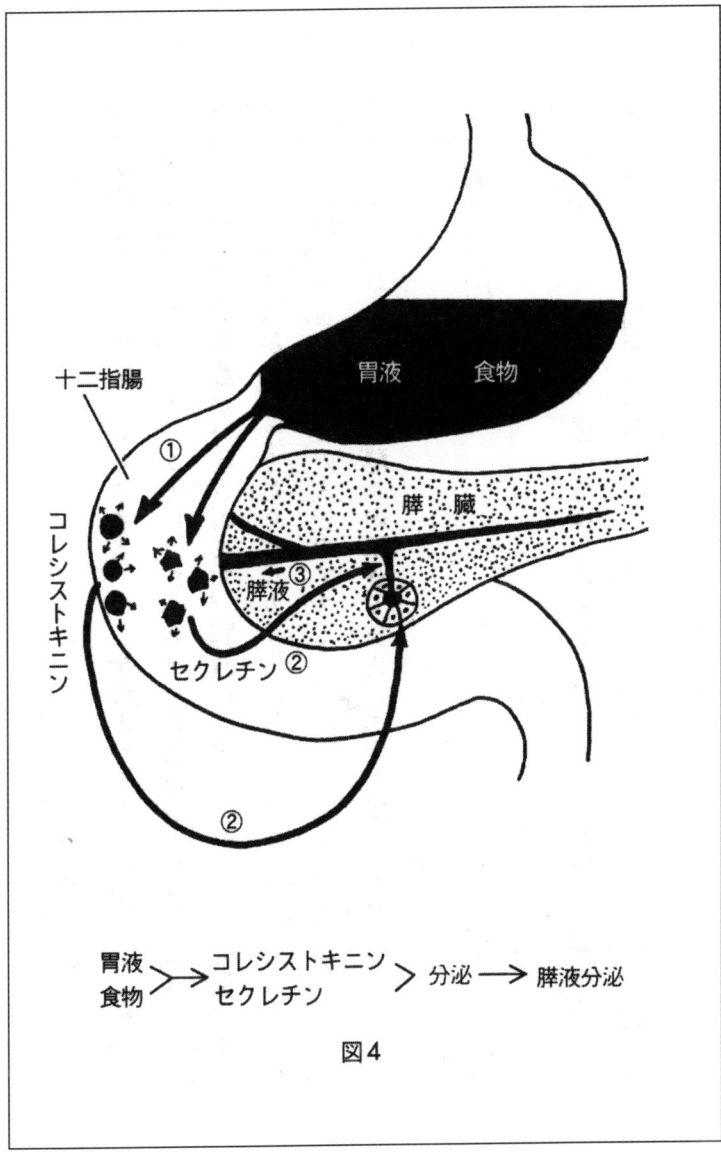

ミラーゼ、たんぱく質の分解に関わるトリプシノーゲンやキモトリプシノーゲン、脂肪を分解するリパーゼなどがあります。

アミラーゼ

膵液中の、アミラーゼは、炭水化物、すなわち、澱粉やグリコーゲン、ポリサッカライドのような多糖類を分解する消化酵素です。アミラーゼは、たんぱく質でできた膵細胞には何ら消化作用を及ぼさず、最初からこのままの状態で分泌されます。十二指腸内に分泌されますと、炭水化物すなわちデンプンを腸管から吸収されやすいグルコースまで分解します。

このアミラーゼは非常に安定な酵素で測定が容易なため、古くから膵炎を診断するための指標として用いられています。膵炎が起こると膵液中のアミラーゼは壊れた膵細胞から血液中に入るため血液中のアミラーゼ値が上ります。このアミラーゼ値の上昇によって膵炎が起こったことが分かります。

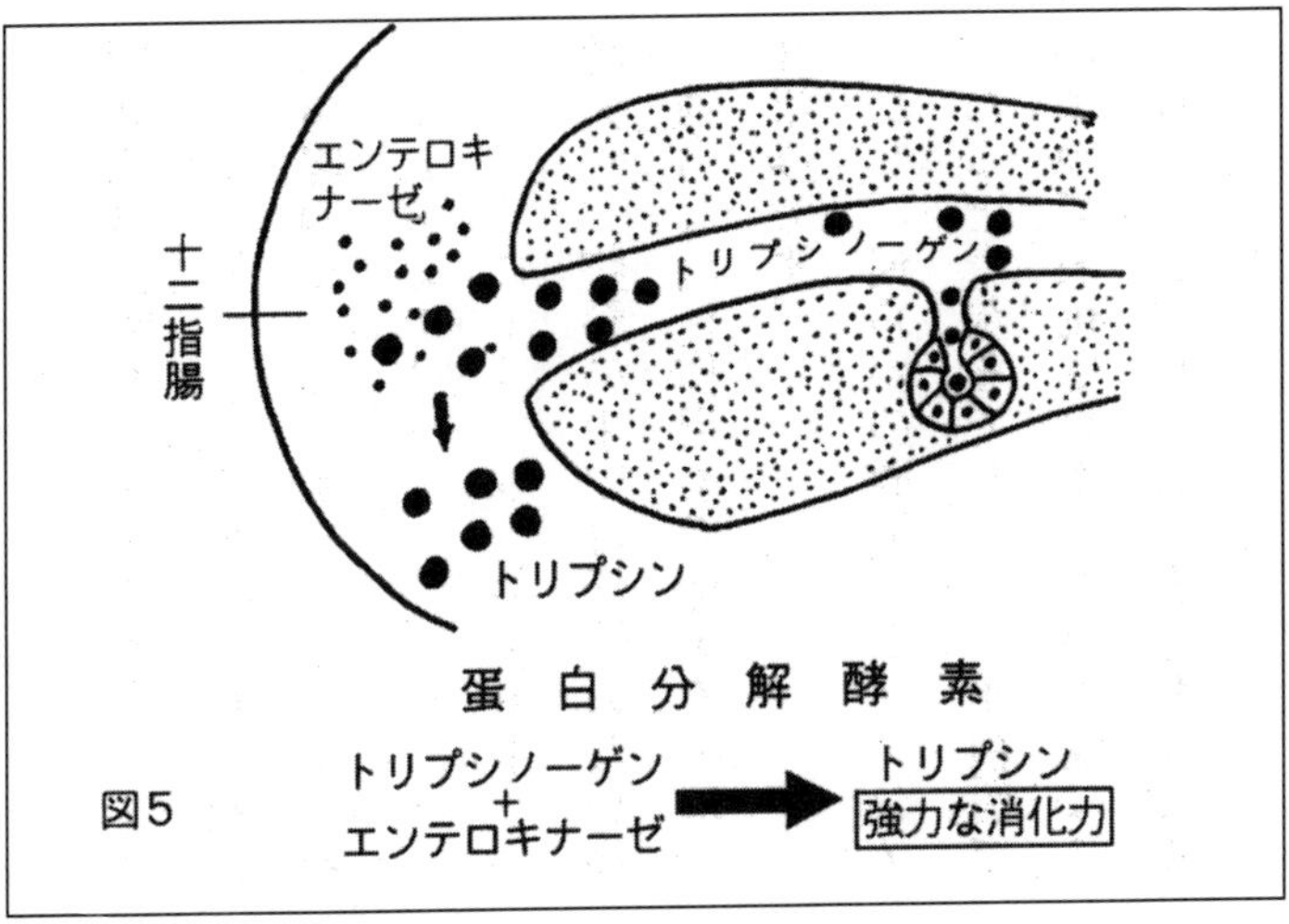

図5

トリプシノーゲン

蛋白質の消化に関係する酵素は、膵液中ではトリプシノーゲンという形で存在します。

トリプシノーゲンは、そのままでは蛋白質を消化する作用がありません。トリプシノーゲンが十二指腸内に入ると、十二指腸の粘膜から出るエンテロキナーゼという物質と混じりあって強力な蛋白分解作用を起こすトリプシンに変わります（図５）。

このトリプシンが食物中の蛋白質をアミノ酸まで分解し、アミノ酸は腸の粘膜から吸収され栄養源となります。では、どうして、膵液中ではトリプシンではなくトリプシノーゲンの形で存在するのでしょうか。その理由は、もしも、膵液中にトリプシンがあれば蛋白質からできている膵臓の組織そのものが消化され、膵臓が溶けてしまうからです。消化作用のないトリプシンを作るための元の酵素という意味で酵素源といいます。

膵液中には、このほかにキモトリプシノーゲンという酵素源があります。このキモトリプシノーゲンも十二指腸内に入ると、トリプシンと混じって強力な蛋白分解作用を示すキモトリプシンに変わります。このようにトリプシンやキモトリプシンといったたんぱく質の消化に重要な働きをする酵素は、膵液中では消化作用のない物質で存在し、十二指腸に出て、はじめて強力な消化作用を発揮します。

自分自身を守るためとはいえ、大変うまく出来た仕組みです。しかし、何らかの原因でトリプシノーゲンが膵臓の中でトリプシンに変わってしまったらどうなるでしょう。たんぱく質でできた膵臓の細胞はことごとくトリプシンによって消化されてしまい大変なことになります。これが膵炎の状態です。

リパーゼ

リパーゼは脂肪を分解する酵素ですが、この酵素もアミラーゼと同様、膵細胞に障害を与えないので、このままの形で膵液中に存在して十二指腸内に分泌されます。食物の中の脂肪は、胃液や胆汁と混じりあって乳化されます。この乳化された脂肪にリパーゼが作用すると脂肪酸に分解され腸管から吸収されます。

このリパーゼも膵液中では比較的安定な酵素で、膵炎の状態を知る指標として広く利用されています。

三　膵液と胃液

膵液はアルカリ性で胃液中の酸を中和する作用を持っていますが、これは十二指腸潰瘍を予防する上で大変重要です。

胃酸の役割

胃液は強力な塩酸を含む液体からできています。そもそもどうして胃にこんな強い酸が必要なのでしょう。胃酸の役割は、食事として取った食物を溶かし吸収しやすくするのと、食物を殺菌することです。犬や猫など動物の食生活をみれば分かるように、動物は固い骨でも昆虫やエビ、カニなどでも平気で食べます。また、少々汚れていても、バイ菌がついていても変な臭いさえなければ口に入れます。それでもとくに病気らしい病気をしません。この一番の理由は、食べたものが強力な胃酸の働きによって溶けて分解され、また殺菌されるからなのです。

ヒトも同様で、固いものを飲み込んでも、少々汚れたものを食べても胃を通り抜ける頃には分解され、安全な状態になっています。ただ、幼い子供や老人では胃酸の働きが弱いため、消化不良や食中毒になりやすいのです。胃の粘膜の表面は、胃酸による強力な組織障害作用から逃れるために粘液でおおわれ、酸にさらされないように保護されています。その保護作用が弱まると胃の粘膜はただれ、やがて胃潰瘍が出来ます。

胃酸の中和

多量の胃液と混じりあった食物をいっぱいに満たすことのできる胃は、胃壁も厚く内面の粘膜も粘液で覆われ、極めて丈夫にできています。ところが、胃を出て十二指腸から肛門に至る小腸、大腸は、食物の吸収、運搬に適するように壁は薄く、粘膜の表面も中性状態に保たれています。

したがって、この十二指腸に酸を含んだ胃液が入ってくると、粘膜は非常に損傷を受けやすくなり、十二指腸潰瘍ができる危険がでてきます。

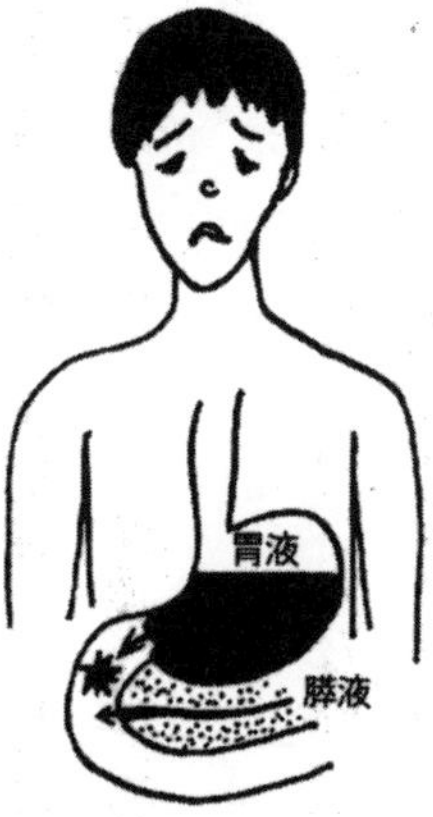

夜間、十二指腸は胃液にさらされる。
膵液で中和されないと潰瘍が出来る。

図6

そこで、動物の十二指腸では、粘膜面が胃酸にさらされないように、十二指腸内に大量のアルカリ性の膵液が流れ込み、胃酸が中和されるようになっています。この仕組みのおかげで、十二指腸やそれに続く小腸や大腸が酸にさらされることはありません。

潰瘍は夜できる

胃酸過多症で常に胃酸がたくさん出る場合には、膵液による中和が不十分となり、十二指腸粘膜が強い酸にさらされる結果、やがて潰瘍ができるようになります。とくに、夜間から早朝にかけては、純粋な胃酸が十二指腸に流れ込むため、潰瘍ができやすくなります。胃が空っぽの夜間の空腹時に腹痛があれば、十二指腸潰瘍と診断することが出来ます。

しかし、健康なヒトでは、夜間に胃酸が十二指腸に入っても酸を中和するのに充分な量の膵液が出て潰瘍が出来るのを防いでいます。

四　膵内分泌

膵　島

血糖を調節するインスリンなどのホルモンを出す細胞が膵島です。この膵島は、血糖を上げるグルカゴンというホルモンを出すA細胞と、血糖を下げるインスリンを出すB細胞とこれらのホルモンの分泌を調節するソマトスタチンを出すD細胞などから出来ています。

血糖の調節

炭水化物を含んだ食事を取ると、血液中のグルコースの濃度が上がり血糖が上昇します。このグルコースの濃度の高い血液が膵島細胞の周囲に流れるとB細胞

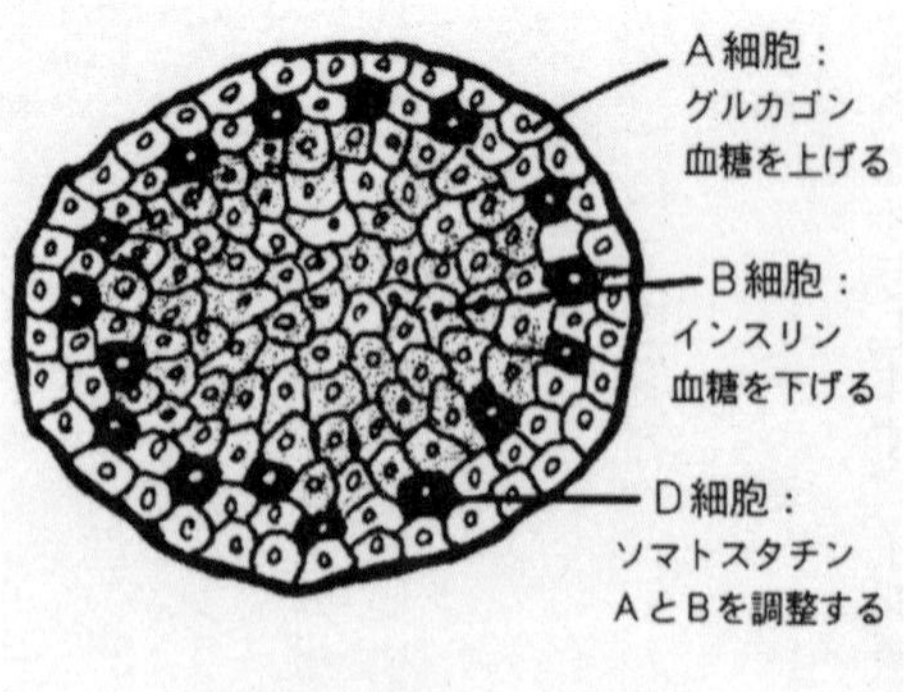

図7　膵島のしくみ

からインスリンが分泌されます。一方、Ａ細胞からのグルカゴン分泌は抑えられます。この結果、血糖は低下します。血糖が低下しすぎると、グルカゴンが分泌し、血糖は上昇します。ソマトスタチンは、インスリンやグルカゴンの分泌がうまくいくように微調整しています。

糖尿病

過食によって炭水化物を取りすぎるとインスリン分泌が過剰となり、Ｂ細胞が疲弊《ひへい》して働かなくなり、やがて糖尿病になります。相撲取りなど過食によって太っている人に多いのがこの糖尿病です。他に、遺伝的にＢ細胞の機能が弱ってインスリンの分泌が低下し、糖尿病になる場合があります。成人の多くの糖尿病は、これにあてはまります。

糖尿病の治療は血糖値を下げることですが、そのためには食事の摂取カロリーを下げるとともにインスリンが十分出るようにインスリン分泌を刺激する薬剤を投与します。インスリン分泌細胞が機能障害に陥った場合には、インスリン注射によって補います。

第二章　膵臓病の症状

腹痛や下痢などの膵臓病の症状は、膵臓の機能が低下したとき、あるいは膵細胞が壊れたときに現れます。膵臓は膵外分泌腺から1日に1.5リットルもの消化液である膵液を十二指腸に出します。

もし、膵細胞が破壊されたり、膵液の流れがせき止められればどうなるでしょう。地中に埋められた下水管が地震や落盤のために破裂したり途絶したら下水は排水管の途中からから洩れたり、あるいは逆流し洗面場や便所から溢れてくるでしょう。

膵臓病でも同じように膵液の洩れや逆流、分泌不足によって痛みや下痢が起こります。

一 疼痛

膵臓病には膵炎や膵がんなどいろいろな病気がありますが、多くの場合、痛みを伴います。この痛みは、膵管が詰まったとき、あるいは膵

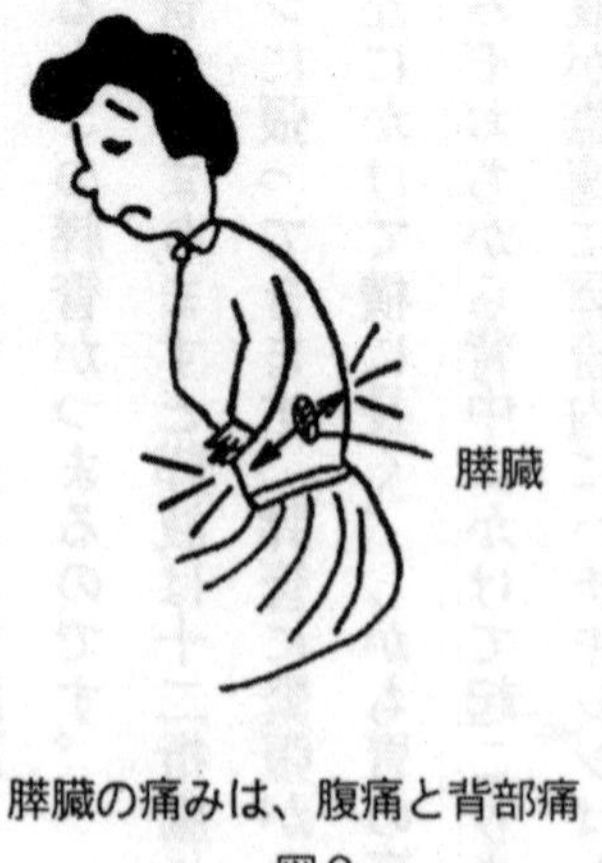

膵臓の痛みは、腹痛と背部痛
図8

周囲の神経が刺激されたときに起こります。

膵管の閉塞

膵管が詰まり、膵液の流れが遮断されると痛みが起こります。膵外分泌腺細胞で作られた膵液は、膵管を通って十二指腸に流れ出ますが、膵液を流す主膵管やそこから分かれる細い膵管が、膵炎や膵がんが原因で詰まることがあります。膵管がつまると膵液が膵管内に充満し膵管が拡張します。

その結果、膵管壁に過度の緊張がかかり、強い痛みが起こります。膵臓がみぞおちから左の横腹にかけて横たわっているために、痛みもみぞおちから左側で、とくに左の背中に強く起こります。

膵管が閉塞し、膵液が膵管内に急速に満たされると鋭い痛みとなり、徐々に膵液がたまると鈍い痛みになります。膵管内にたまった膵液は逆流し、ぶどうの房状の腺房を満たし、腺房の膜を破り腺房周囲に出て、血管へ入ります。

神経叢への刺激

長期間にわたり膵管の閉塞が続いたり、膵炎によって膵細胞が破壊すると、膵には強い炎症が起こります。このような炎症は膵の外まで広がり、膵の後ろにある大動脈周囲の腹腔神経叢を刺激するようになります。膵がんが膵臓の後ろまで拡がった時もこの神経を刺激します。この神経は、大きい塊状で、刺激により激しい痛みがみぞおちから背中にかけて起こります。

二　下　痢

膵炎や膵がんのために膵管が詰まり膵液の流れが悪くなれば、膵液の量が減り、炭水化物を消化するアミラーゼ、蛋白質を消化するトリプシンやキモトリプシン、脂肪を消化するリパーゼの分泌量が少なくなり、十分に食物を消化することが出来なくなります。十分な消化が出来なければ吸収も悪くなります。

さらに、吸収されない脂肪が大腸の粘膜を覆うために水分の吸収も妨げられます。そのために脂肪を含んだ多量の下痢便が排泄されます（図9）。今まで普通の便が出ていたのに、最近に

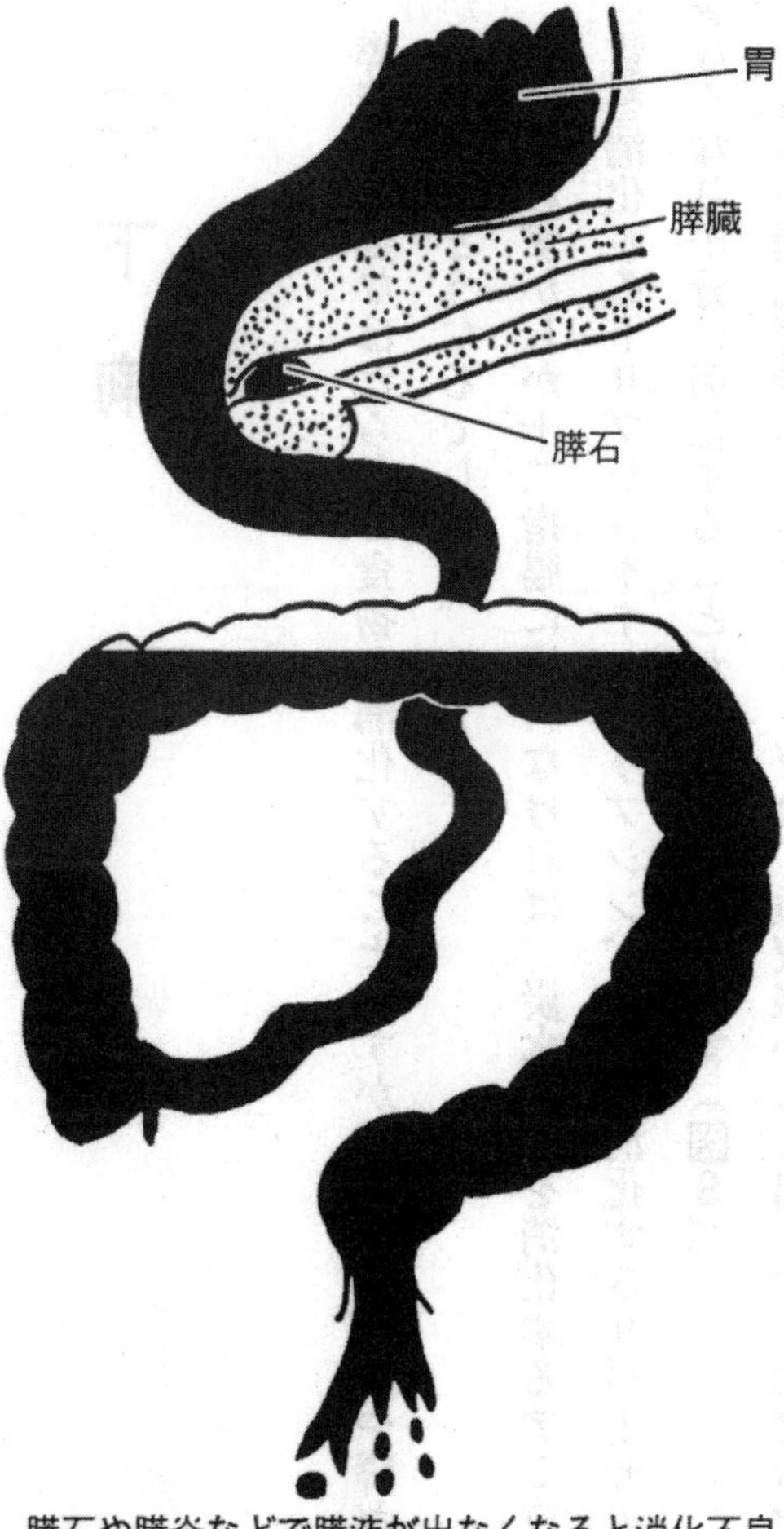

膵石や膵炎などで膵液が出なくなると消化不良となり、大量の脂肪のまじった下痢が起こる

図9

なってギラギラした下痢便が水に浮かぶような場合には脂肪便と考え、膵臓病を疑う必要があります。

三　黄だん

肝臓から胆汁を十二指腸に流す胆管は膵臓の裏側を通り、膵管と一緒になって十二指腸へ開きます。膵頭部に膵がんが出来たり、慢性膵炎が起こったりすると膵臓の裏にある胆管がつまり、胆汁がうっ滞を起こし、肝臓内に逆流して黄だんが起こります（図10）。

この黄だんは、胆管の閉塞が原因で起こるために閉塞性黄だんといい、肝臓の細胞の破壊による肝炎が原因で起こる黄だんとは異なります。

いずれにしても、皮膚や眼球が黄色くなれば、黄だん症状の出現であり、黄だんの原因を調べていくうちに膵がんや慢性膵炎が診断されるようになります。

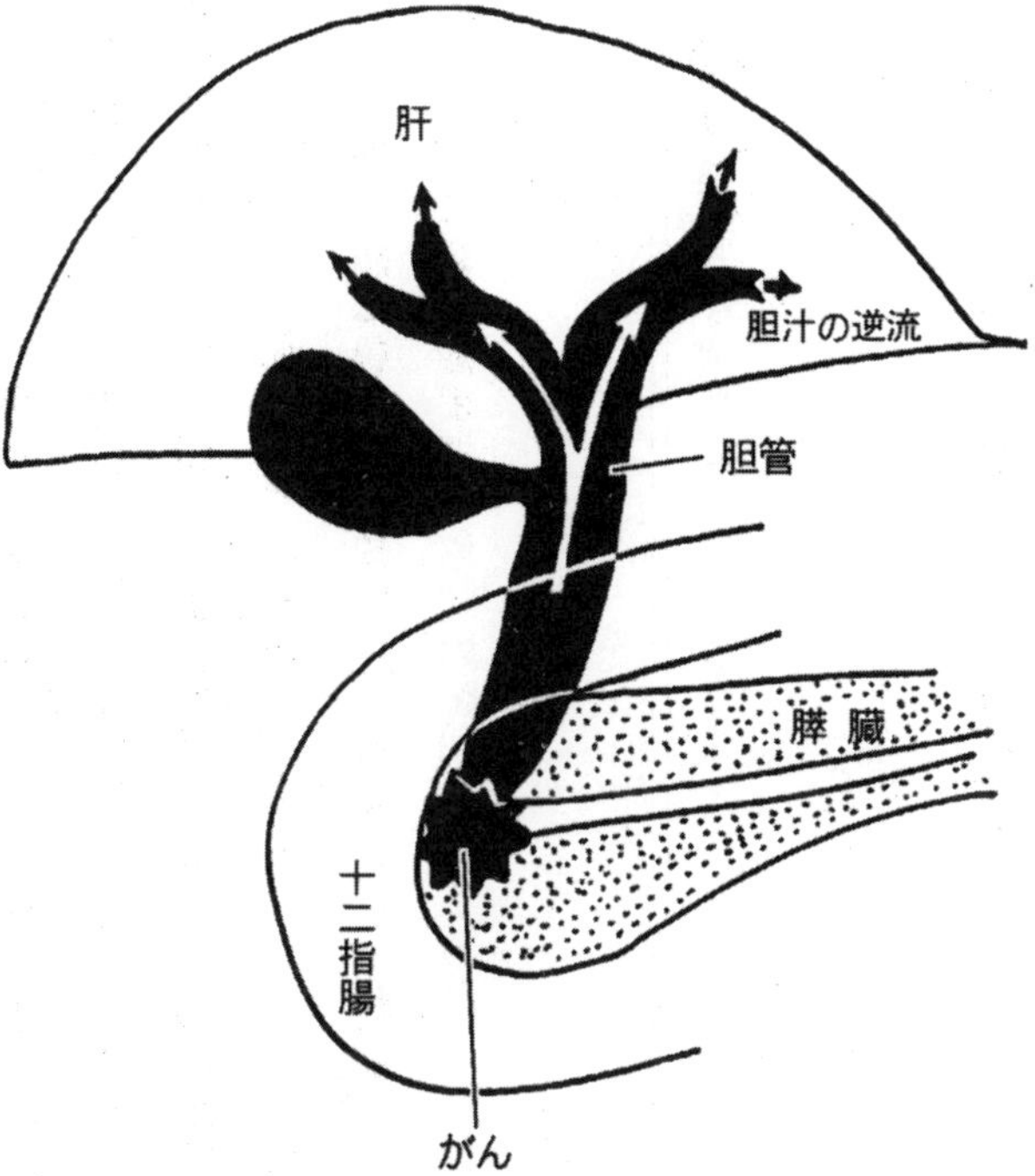

膵がんなどで胆管が閉塞すると胆汁は
逆流し、肝臓から血液中へ入り黄疸が起こる。

図10

四　糖尿病

糖尿病は膵島からのインスリン分泌障害が原因であり、過食や肥満あるいは遺伝的な体質によって起こります。この他に膵炎や膵がんが原因となって起こる糖尿病があり、これを二次性の糖尿病といいます。

この二次性の糖尿病は急性膵炎や慢性膵炎あるいは膵がんなどが原因で外分泌腺が破壊され、その巻き添えを喰って外分泌腺の隙間のところどころにある膵島細胞が障害を受けて起こります。

今まで糖尿病になったことがないのに急に糖尿病が起こった場合は、膵がんが潜んでいる可能性を考え、十分検査をすすめる必要があります。

第三章　膵臓病の検査

膵臓病の検査は膵炎や膵がんなどを正確に診断し、治療方針をたてるために行います。検査は膵炎や膵がんの経過を把握し、予後を推定するするためにも重要です。血液検査、尿検査からはじまって、X線検査、超音波検査、CT検査、MRI検査、さらに膵管造影検査、血管造影などを行います。

一　血液検査、尿検査

検査の第一歩は、外来で出来る検査から始めます。血液検査は少量の採血によって、尿検査も少量の尿を取るだけで膵の状態を大まかに知ることが出来ます。

膵酵素

膵液中のアミラーゼ、リパーゼなどの膵消化酵素のごく一部は、正常の状態でも膵腺房の細胞と細胞の隙間から血管内へ入り全身の血液中を循環します。また十二指腸内に分泌された膵酵素の一部も腸粘膜から食物とともに吸収され、肝臓を経て血液中へ入ります。血液の中に入った膵酵素は、腎臓から尿となって排泄されます。このように、正常の状態でも、血液や尿の中にごくわずかですが一定量の膵酵素が入っています。

血液検査や尿検査で、アミラーゼやリパーゼなどの膵酵素を測定し、異常な値を示せば膵疾患と診断します。

血清アミラーゼ・尿アミラーゼ

アミラーゼは、膵から出る酵素の中では非常に安定しており、測定法も簡単なため膵臓病の診断に最も広く用いられています。

アミラーゼには、膵臓から出る膵型アミラーゼと唾液腺から出る唾液型アミラーゼがありますので、血液中のアミラーゼが上昇した場合にはどちらのアミラーゼによるものかを知る必要があります。最近では膵型アミラーゼや唾液腺型アミラーゼに特異的に結びつくモノクローナル抗体を用いた方法でかなり正確に膵型あるいは唾液腺型を区別して測定することが出来ます。

アミラーゼ値は、食事を取った後は、多量の膵液分泌に伴って上昇する傾向がありますので、血液検査や尿検査を受ける時は、食事を抜くことが必要です。

急性膵炎の時には、発作が起こり数時間後から血清アミラーゼが上昇し、1日~2日で最高値となりますがほとんどの場合は1週間以内に正常値まで下がってしまいます。血清アミラーゼ値が下がっても膵炎が治った訳ではありません。むしろ膵の障害が進行すると膵細胞が破壊されてアミラーゼなどの膵酵素が出なくなり、血清アミラーゼ値が低下します。このため血清アミラーゼの測定は膵炎の初期の診断にのみ適しています。これに対し、尿中アミラーゼは急性膵炎が起こって数日間を過ぎ、血清アミラーゼが低下した後もしばらくの間高い値を示します。

膵がんの場合はがんによって膵管が閉塞し、うっ滞した膵液中のアミラーゼが血液中に逆流することにより血清や尿中のアミラーゼが上昇します。この場合の血清アミラーゼの上昇は、急性膵炎の時より低いですが長期間持続します。

慢性膵炎の場合は、膵組織が荒廃して正常の膵細胞が硬いケロイドのような線維組織に置き換わるため、アミラーゼの上昇は見られず、正常値か低い値を示すようになります。ただ、慢性膵炎の経過中に、膵管に膵石がつまったり、蛋白質の塊がつまったりして急速に膵管閉塞が起こると、痛みとともにアミラーゼ値が上昇します。その場合でも急性膵炎と較べるとその上昇はわずかです。

リパーゼ

リパーゼは脂肪を分解する膵酵素の一つでアミラーゼやトリプシノーゲンなどと平行して十二指腸内に分泌されます。

血液中のリパーゼの測定法はアミラーゼほど簡便ではないので、従来あまり普及していませんでした。最近になって安定して測定出来るようになり広く行われるようになりました。

血清リパーゼ測定の利点は、急性膵炎の時に血清アミラーゼ値は早く低下するのにリパーゼ値は長い間高値を持続することです。また、アミラーゼは唾液腺からも分泌するため、膵のものとの区別が出来ないことがありますが、リパーゼは膵からのみ分泌されるので、膵疾患の診断には有用で、最近は、アミラーゼとリパーゼを同時に測定するようになってきました。

トリプシン

トリプシンは蛋白質を消化する膵酵素で、膵液中ではトリプシノーゲンという消化作用のない形で存在し、十二指腸で腸の中にあるエンテロキナーゼという酵素とくっついてトリプシンに変わります。

トリプシンは、膵炎などの膵疾患が起きるとアミラーゼの値とほぼ平行して上昇しますが、アミラーゼよりやや長い期間上昇が続きます。

トリプシンはリパーゼと同様、膵からのみ分泌されるので、膵疾患の診断には有用ですが、アミラーゼやリパーゼと比べ測定法が複雑なため、あまり普及はしていません。

エラスターゼ

エラスターゼもアミラーゼなどとともに膵液中に分泌する蛋白分解酵素でとくにエラスチンという線維性の蛋白質を分解します。

エラスターゼは膵炎などの膵疾患時には著明に上昇しますが、他の膵酵素と較べ分解されるのに時間がかかるため長期間、血中の値が高値を示します。このため急性膵炎の経過観察をするのに大変役にたち、また膵がんの早期診断にも有用です。

二　腫瘍マーカー

膵がんは見つかったときにはすでに進行していることが多く、たとえ手術が出来ても非常に予後の悪いがんです。出来るだけ早い時期にみつけ、手術をしなければなりません。そのためには、外来で簡単に見つける方法が必要です。

血液を採って膵がんがあるかどうかを見つける方法の一つが腫瘍マーカーの測定です。現在、膵がんの腫瘍マーカーとしてよく用いられるものに、CEA、CA19-9があります。このほかに先に述べたアミラーゼやエラスターゼのような膵酵素も間接的に腫瘍を見つける手段としての価値がありますので腫瘍マーカーとして用いられています。

CEA

CEAはがん胎児性抗原という意味でとくに大腸がんや胃がん、胆道がん、膵がんなどの消化器のがん、肺がん、乳がんなどで上昇します。現在用いられている腫瘍マーカーの中で最も普及しており膵がんでは約60％の例で上昇します。がんから出るこのようながん抗原は、ある一定量以上が血液中に出ないと測定出来ません。

この抗原が陽性になるためには、がんが大きいことが条件となり、膵がんの場合では大きさが4センチメートル以上でCEAの上昇がみられます。ただ、肝臓にがんが転移すると転移したがんが小さくても肝臓には血管が豊富にあるためCEAは上昇します。手術によってがん病巣をきれいに取り除いたのにＣＥＡが上昇する場合は、目にはみえなくても肝転移を疑います。もし肝転移がなければ肺転移、骨転移の可能性があります。

ＣＡ19-9

ＣＡ19-9は大腸がんを培養した細胞から作られた腫瘍マーカーです。このマーカーは、大腸がん由来にもかかわらず膵がんでかなり鋭敏に上昇し、2センチ以上の大きさのがんでは90％以上が陽性となります。

膵がんが肝臓や肺、骨などに転移したり、お腹の中全体に拡がるがん性腹膜炎になると、ＣＡ19-9は著明に上昇します。このマーカーは腫瘍の大きさやがんの進み具合をかなり正確に反映し、膵がんの経過や予後を判定するための最も優れたマーカーです。

ただこのマーカーは黄だんのある場合や慢性膵炎でも上昇することがあるので注意が必要です。この場合は何回か日を変えて測定します。黄だんや膵炎ではＣＡ19-9値が上がったり下がったりするのに対し膵がんでは上昇し続けます。

その他の腫瘍マーカー

このほかにも膵がんにはDUPAN-2、CA50など多くのマーカーがありますが、CA19-9と較べると測定感度が劣ります。

腫瘍マーカーとしての血清膵酵素

アミラーゼやエラスターゼは膵炎のとき著明に上昇する膵酵素ですが、膵がんによって膵管が閉塞したときにも上昇が認められるので腫瘍マーカーとしても有用です。とくに腫瘍の大きさが2センチ以下の小さな膵がんの場合は、CEAやCA19-9は役に立ちません。

これに対しアミラーゼやエラスターゼは非常に小さな膵がんであっても膵管に閉塞が起これば上昇します。膵がんのほとんどは主膵管の近くに出来るので小さな段階で膵管を閉塞することが多く、早い時期に膵酵素の上昇がとらえられます。とくにエラスターゼは、膵管閉塞後長い期間にわたって上昇し、大変有用な腫瘍マーカーといえます。

三　膵機能検査

膵臓病が起これば外分泌機能が障害を受け、消化作用が低下します。とくに慢性膵炎では膵細胞や膵管が破壊されますので膵酵素や水、重炭酸などの膵外分泌機能が低下します。したがって膵酵素や水、重炭酸などの分泌状態を測定できれば膵の機能が低下しているかどうかを知ることが出来ます。

膵機能検査法としては、直接、チューブを口から十二指腸まで入れて膵液を採取するセクレチンテストと尿を採取して尿中の膵酵素を測るＰＦＤ試験などがあります。

セクレチンテスト

セクレチンは、十二指腸の粘膜にあり、膵外分泌を刺激するホルモンです。セクレチンの分泌によって膵臓から勢いよく膵液の分泌が起こります。この現象はセクレチンの注射によっても同様にみられます。

膵液の分泌をみるためには、十二指腸ゾンデというチューブを口から飲み込み、胃を通って十二指腸内まで入れ、先端を十二指腸乳頭部付近におきます。チューブが正確に入っているかどうかはレントゲンの透視で確かめます。

チューブの内容を一定の圧で吸引しますと膵液の混じった十二指腸液が出てきます。ここでセクレチンを静脈注射しますとセクレチンに反応して多量の膵液が出てきます。ある一定の時間毎に十二指腸液を集め、液の量、重炭酸塩の濃度やアミラーゼの量を測定します。慢性膵炎や膵がんなど膵が荒廃した状態では、膵液量や、重炭酸塩濃度、アミラーゼ量のいずれも低下します。

ＰＦＤテスト

セクレチンテストはかなり正確に膵機能を測定できる優れた方法ですが、十二指腸ゾンデを十二指腸乳頭部まで入れるためにはかなりの経験が必要ですし、またレントゲン透視が必要なため時間がかかり放射能をわずかながら浴びることになります。何よりも十二指腸ゾンデを1時間以上留置するのは患者さんにとってはかなりの苦痛です。

そこで新しく開発されたのがこのＰＦＤテストです。ＰＦＤテストは膵機能診断検査の略です。ＢＴ-ＰＡＢＡという薬を飲んだ後、尿の採取をするだけなので、セクレチンテストと較べ

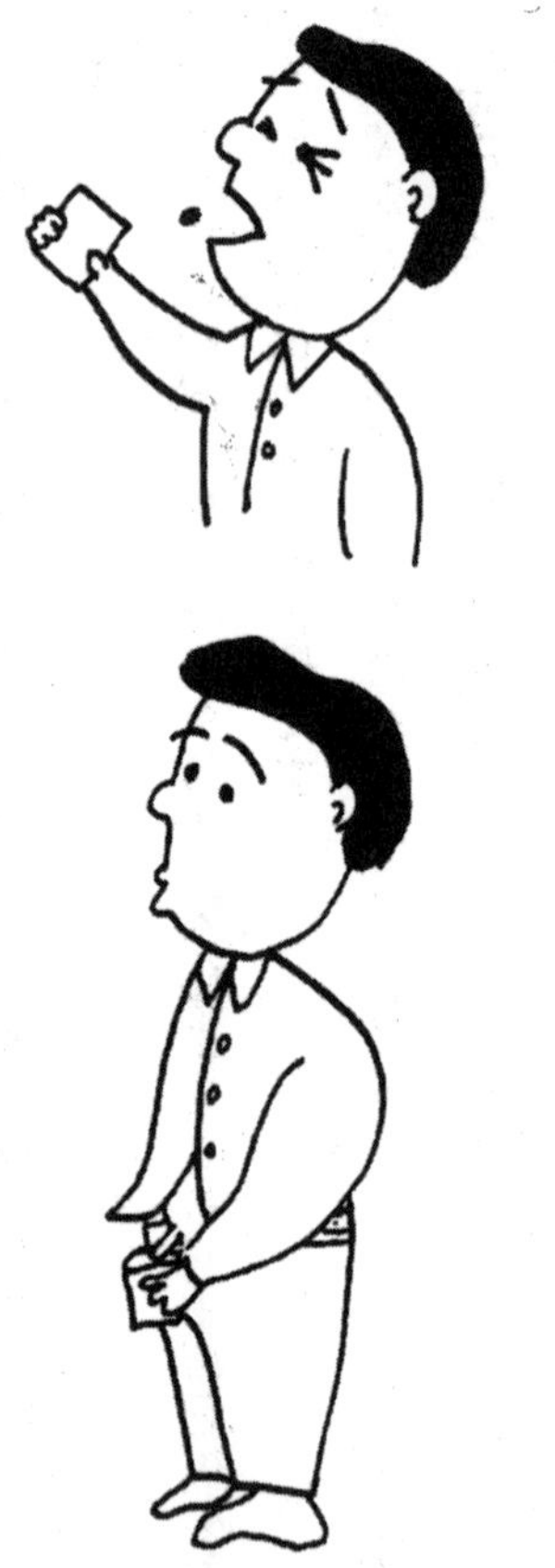

PFDテストは試薬を飲んで
あとは尿を採るだけ。

図11

るとはるかに患者さんにとっては負担の少ない検査法です。ＢＴ-ＰＡＢＡは、小腸を通るときに膵臓から分泌されるキモトリプシンによって分解され、ＰＡＢＡという物質になります。このＰＡＢＡは小腸から吸収されて肝臓を通り腎臓から尿中に出ます。

もし膵の細胞が傷害されキモトリプシンの量が低下するとＢＴ-ＰＡＢＡ-は、あまり分解されずに便となって排泄され、分解された少量のＰＡＢＡが尿中にでることになります。ここで尿中のＰＡＢＡの量を測定し、投与量の何％が回収されたか計算すると吸収率が出てきます。

この検査法はセクレチンテストと較べると、患者さんの苦痛が大変少ないので近頃はよく用いられています。

四　レントゲン検査、超音波検査

レントゲン検査と超音波検査は、膵臓病の診断には無くてはならないものです。実際には、いくつかの検査を組み合わせて実施します。

腹部単純撮影

腹部単純撮影は、腹部をレントゲンで撮る検査です。急に腹痛が起こった場合などに行います。急性膵炎が起こると、膵臓の周囲の小腸が麻痺するため、普段あまりみられない小腸ガスがみえるようになります。これをsentinel loop sign（番人徴候）といいます。

また、膵炎が起こると膵の前面にある横行結腸が麻痺するために、腸の中のガスが左右の大腸に移動します。これを結腸のカットオフサインといいます。

このように1枚の腹部単純撮影だけでも典型的な像が写っていれば急性膵炎を診断すること

が出来ます。

膵疾患で最もよく分かるのは、膵石症です。これは慢性膵炎の時に膵液の通り道である膵管内にカルシウムが沈着し、石のようにみえる状態をいいます。このような膵石の主成分であるカルシウムはレントゲンを透さないため、骨のように写ります。膵石症があれば慢性膵炎と診断できます。

超音波検査

超音波をお腹の表面からお腹の中に向けて発信し、その反射波を捉えて画像を描く方法で魚群探知器と同じ原理です。

上向きに寝た状態で、みぞおちの部分にプローブ（探触子）を当てると大動脈の上に横たわっている膵臓が写ります。膵臓の中心には膵に沿って膵管が見えます。膵臓に腫瘍があれば、固まりが写りますが、腫瘍の大きさが2センチ以下の場合は写りにくくなります。このような場合でも膵管が太く拡張していれば、その頭側に腫瘍のある事が分かります。同様に太く拡張した胆管が見えれば、胆管の下部に腫瘍があります。このように、超音波検査で腫瘍が写らなくても、膵液や胆汁のうっ滞によって太くなった膵管や胆管がみつかれば、腫瘍の存在を診断

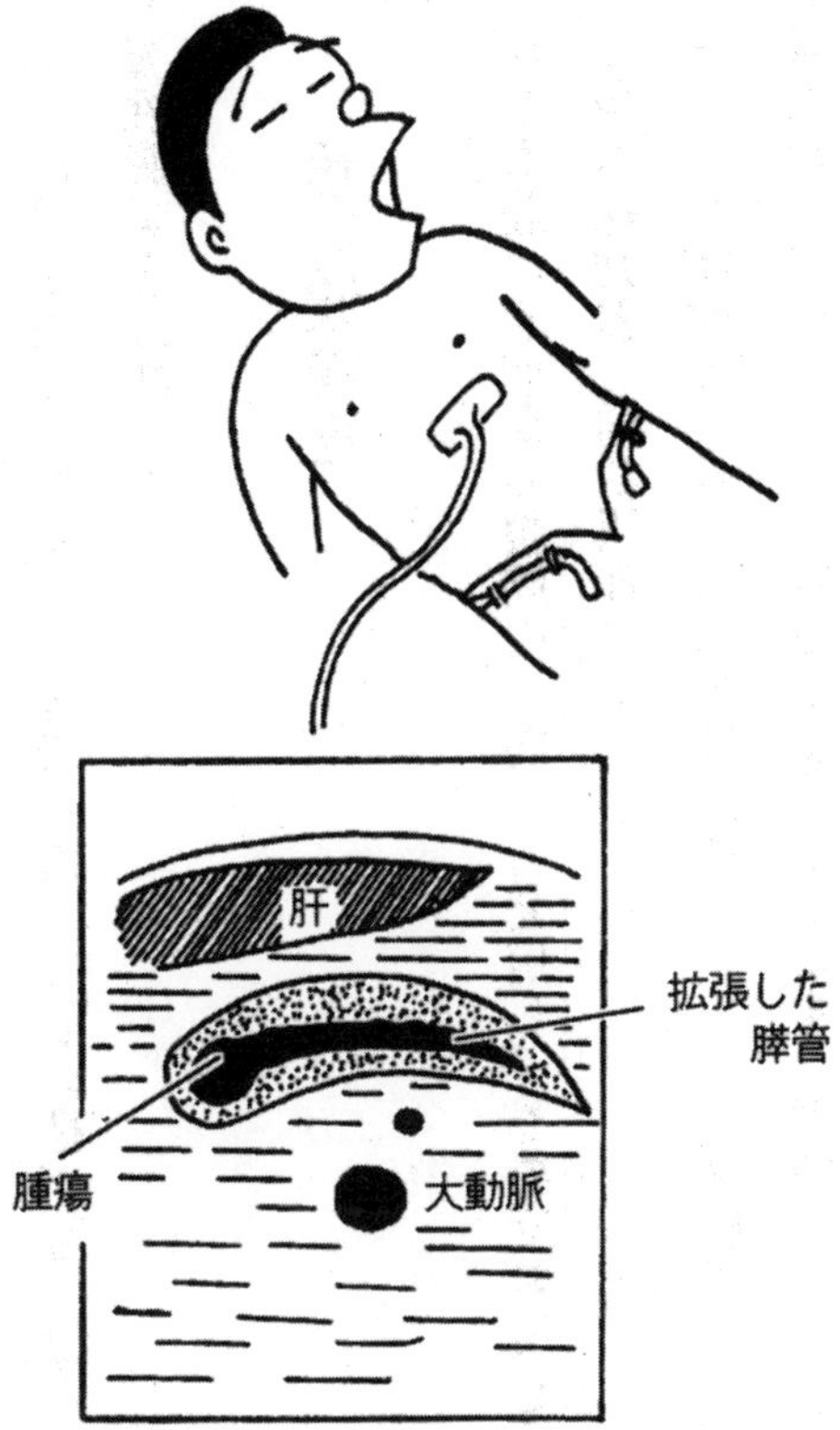

超音波検査ではみぞおちの部分にプローベをあてると膵臓の中の腫瘍や膵管がうつる。

図12

できます。

急性膵炎の場合は膵臓が腫れ上がり、超音波像では膵臓全体が大きく写ります。急性膵炎が進行し、重症になると膵臓から水分がお腹の中へしみ出して、膵臓の周囲や、腎臓の周囲などに液体の貯まるのが分かります。

慢性膵炎で膵臓に膵石ができると膵臓に強い超音波の反射波が見られるようになります。慢性膵炎ではしばしば膵管が太くなったり細くなったりしますが、これも超音波でとらえることが出来ます。

このような超音波検査は、痛みもなく、外来でもすぐ出来るので診断によく用いられます。うまく膵や腫瘍や膵管などを描き出すためにはかなりの習練を積む必要があります。

CT検査

身体を取り巻くようにレントゲン撮影をし、コンピューターを用いて身体を輪切りにした断面像として映し出す方法です。

病巣を明瞭に表わすために血管内に造影剤を入れながらCTを撮影することもあります。膵臓がんでは周りの膵組織よりやや黒っぽく写ります。しかし2センチ以下の小さな腫瘍の描出は難しく、超音波検査と同様、腫瘍による膵管や胆管の拡張像が診断の決め手になります。膵がんが肝臓に転移した場合には肝に黒い陰が出てきます。大きなリンパ節転移や腹水もＣＴに写ります。

急性膵炎の診断には、ＣＴは極めて有力で、膵全体が大きく膨れ上がった像や膵周囲の液体の溜まりとして写し出されます。

慢性膵炎では、膵管が数珠のようにでこぼこした像として映し出され、石灰化のある場合には石がくっきりと浮かび上がります。

このようにＣＴ検査は、膵臓病の診断になくてはならない検査で、手術をするか否かは主にこの検査の結果によって決めます。

ＭＲＩ検査

これは放射線を使わず、磁気を用いてＣＴ検査のように体の断面を写し出す方法です。とくに血液などの液体の描出に優れているため、膵のう胞など液体を含んだ病巣を診断するのに優れています。ただ、この装置は高価で、膵がんに対する診断能力はＣＴよりやや劣ります。

ＥＲＣＰ検査

この検査は内視鏡的逆行性胆管膵管造影検査で、内視鏡でみながら膵管と胆管を写す検査法です。膵疾患の検査の中でも診断価値の高い検査法で、とくにＣＴ検査や超音波検査で診断の難しい小さい膵がんを診断したり、浸潤の範囲、慢性膵炎の程度などを正確に把握することが出来ます。

口から胃カメラの要領でファイバースコープを飲み込み、十二指腸の乳頭部まで挿入します。乳頭部は膵管と胆管の開口部で、乳首のように周囲粘膜より盛り上がり、中心部が少しへこんでおり、そこから胆汁と膵液が分泌しています。その中心部に細いカテーテルを挿入し造影剤を入れ、レントゲンテレビで見ながら胆管や膵管を写します。

膵がんのほとんどは膵管から発生するため、ＥＲＣＰ検査では侵された膵管が細くギザギザに写し出されます。がんの部分より尾部側の膵管は拡張します。膵頭部に出来たがんでは、膵頭部の後面にある胆管が狭くなっている像が見られます。

慢性膵炎の場合は、膵管が拡張と狭窄を繰り返し、数珠のように写ります。膵管の中に膵石があればその部分は造影剤が抜け、石の存在がよく分かります。

このように、ＥＲＣＰは膵がんか慢性膵炎か迷うような場合の診断に役立ち、膵がんでは、がんの範囲をかなり正確に判定することが出来ます。ただ、この検査法は造影剤によって正常の膵細胞が障害を受け、急性膵炎が起こることがあります。また、胃の内視鏡検査と同様、かなり苦痛を伴うため、超音波検査やＣＴ検査で手術不能の進行がんと分かれば行う必要はありません。

血管造影

血管造影は、膵臓やその周囲の血管をレントゲンで写す方法です。膵がんが動脈や門脈に食い込んでいる場合には、手術が大変困難になりしばしば切除することが出来なくなります。血管の位置が通常と異なっている場合もあります。このような状態を手術前に知ることは、手術方法を決定する上で重要なことです。この検査は、大腿部の皮膚から大腿動脈にカテーテルを入れ先端を大動脈を通じて腹腔動脈や上腸間膜動脈に挿入します。

カテーテルを通じて造影剤を急速に注入し、膵および膵周囲の血管の走り具合をみます。ただこの検査はＥＲＣＰ検査以上に苦痛を伴います。造影剤を急速に入れた途端、熱く痛い感覚が腹部に走ります。したがってこの検査は、切除できる可能性のあるがんに対して、手術方法を決定するための検査として行います。

第四章　急性膵炎

膵炎は膵液を分泌する膵外分泌腺の病気です。膵炎のうち急に起こるものを急性膵炎、長期間にわたって膵細胞が徐々に破壊され硬くなっていくものを慢性膵炎といいます。このうち急性膵炎の患者数は全国で年間に約2万人であり毎年徐々に増えています。

急性膵炎の原因として最も多いのがアルコールによるものでついで胆石です。そのほかの原因としては手術、外傷、膵管造影検査、高脂血症などがあります。

一　アルコール性膵炎

日本人とアルコール

急性膵炎の原因として最も多いのはアルコールです。急性膵炎の30％はアルコールによるものです。米国やヨーロッパはアルコールの消費量が多く、またアルコール中毒が多いことでも知られていますが、わが国でも近年、アルコール消費量は増え続けています。暮らしが豊かになり生活にゆとりが出来てくるとアルコールを飲む機会も増えてきます。

図13

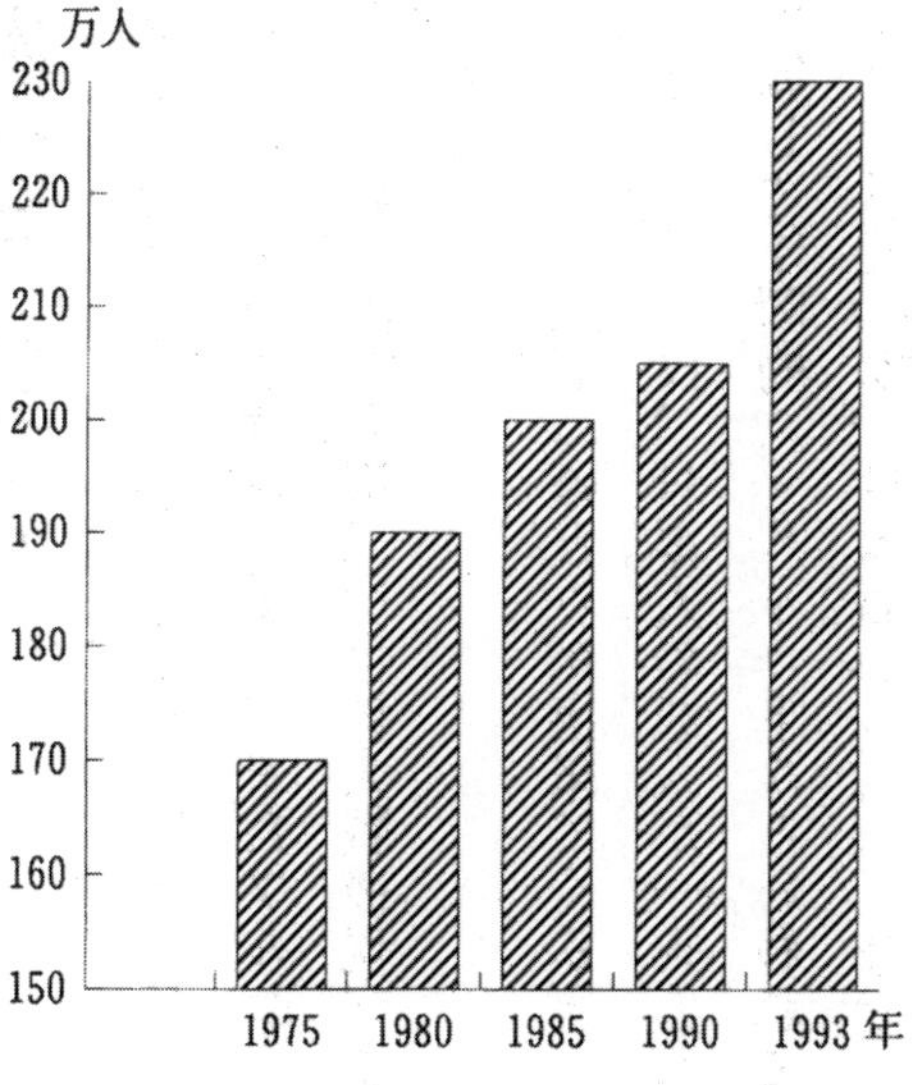

大量飲酒者（酒のみ、1 日 150ml 以上）の年次推移

（国民衛生の動向 1996）

最近では日本人の成人一人あたりが飲むアルコール量は純アルコールに換算して年間約9リットルといわれています。これはビールなら350本、日本酒なら320合で、大人は男女を問わず平均すると毎日ビール1本または日本酒1合を飲んでいることになります。

当然のことながら酒飲みも増えてきており、毎日アルコール量150ミリリットル、ビールにして6本、日本酒で6合、ウィスキーダブル6杯以上飲む人は230万人に達するといわれておりま す。酒飲みは男性に多く、膵炎の発生率は女性の約2倍です。

アルコールによる胃液分泌

アルコールを飲み過ぎるとどうして膵炎になるのでしょう。

アルコールを飲むと、胃の出口に近い前庭部の表面を覆っている粘膜が刺激され、粘膜からガストリンという消化管ホルモンが盛んに分泌します。このガストリンは胃の上部の粘膜を刺激し、大量の胃液が出てきます。この大量の胃液が十二指腸に入ると、膵液の分泌が過剰に刺激され、やがて膵炎の原因となります。

酒の肴《さかな》

お酒やビールなどのアルコールを飲むときには、酒の肴を一緒に食べます。刺身や焼き魚、貝柱やミリン干しあるいはエビフライといった魚介類などは日本酒のあてにするとこたえられないほどおい美味しく、またビール飲みにとっては、ビフテキや豚カツ、ハム、ソーセージなどの肉は食べる毎にビールの量も進むというものです。

ぜいたくが出来ない学生にとっても、スルメやピーナッツ、あるいは牛肉の缶詰などはささやかでも晩酌を傾けるためには無くてはならない酒の友です。しかしこのような酒の肴となるもののほとんどは、蛋白質、脂肪から出来ています。

実際、食べて美味しいと感じるもの、充実感のあるもののほとんどは脂肪を含んでいます。脂肪が美味しさを作り上げているのです。フランス料理が美味しいのも脂肪がたっぷり入っているからです。中華料理が美味しいのも油でジュージュー炒めるからです。お酒飲みにとっては、このような脂っこいものがあれば飲まずにいられなくなり、また飲むほどに脂肪や蛋白質を豊富に含んだ魚貝類や肉類あるいはピーナッツなどが欲しくなります。

酒と肴が胃液分泌、膵液分泌を刺激

お酒を飲みながら肉や魚を食べると胃の中は大量の胃液と混じり合ったアルコールと脂肪、蛋白質でいっぱいになります。やがて脂肪や蛋白質とアルコールの混じった大量の胃液は十二指腸に流れ込んでいきます。

十二指腸では乳頭から胆汁や膵液が出て十二指腸に入ってきたドロドロの食物の消化を行います。

脂っこい蛋白質を含んだ食物を消化吸収するためには脂肪や蛋白質の量に応じた消化酵素が必要です。脂肪を消化するためにはリパーゼが、蛋白質を消化するためにはトリプシ

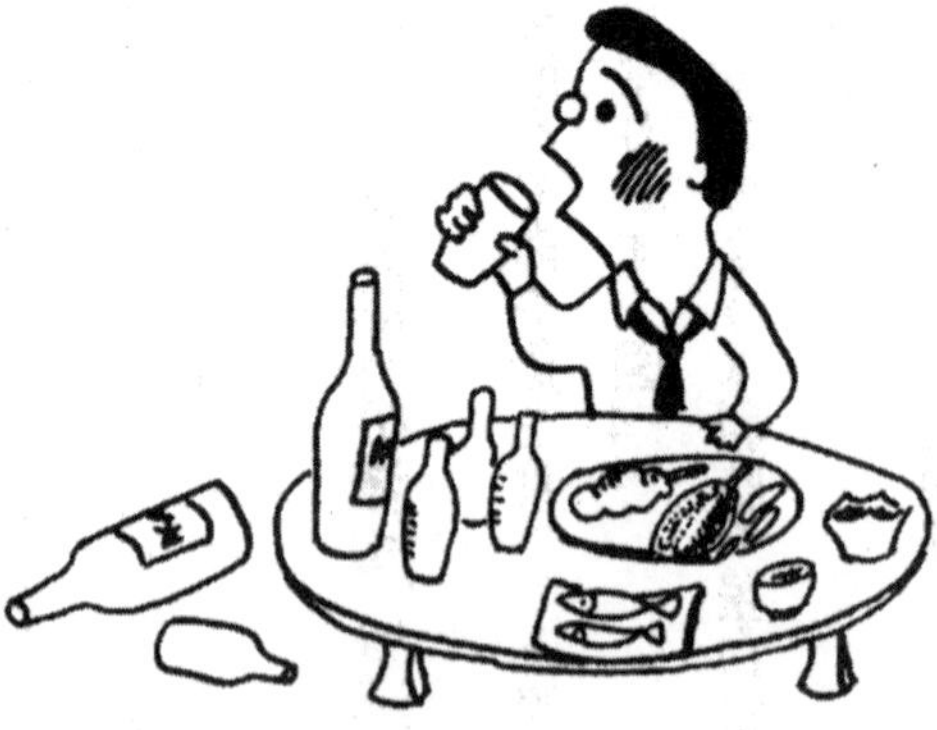

図14　　大量の酒と脂肪の多い肉や魚が膵炎を引き起こす

ンが大量に必要となります。このような消化酵素の分泌を促す指令はどこから出るのでしょう？　実は、この重要な司令塔は十二指腸にあるのです。

脂っこい肉汁の混じった胃液が十二指腸に入ると、十二指腸の粘膜細胞にあるコレシストキニン（ＣＣＫ）やセクレチンといった消化管ホルモンの分泌細胞が強い刺激を受けます。胃液の中の酸はセクレチンの分泌を刺激し、脂肪や蛋白質はＣＣＫの分泌を刺激します。お酒を飲んで大量の胃液が十二指腸に入るとセクレチンやＣＣＫはとめどもなく分泌されます。セクレチンやＣＣＫの過度の分泌によって、大量の膵液が出てきます。

膵液中に出来る蛋白栓

セクレチンやＣＣＫの強い刺激によって出る膵液は、消化酵素を大量に含んだ濃い膵液です。この濃い膵液が問題なのです。消化酵素は、言うまでもなくアミラーゼやリパーゼやトリプシノーゲンといったアミノ酸からなる蛋白で出来ています。大量の消化酵素が出るということは大量の蛋白が出るということです。濃い蛋白が膵細胞から分泌され、膵管内に入り主膵管から十二指腸へ出て行きます。

しかし、蛋白が濃すぎると濃縮されたミルクのように固まるようになります。この蛋白の固

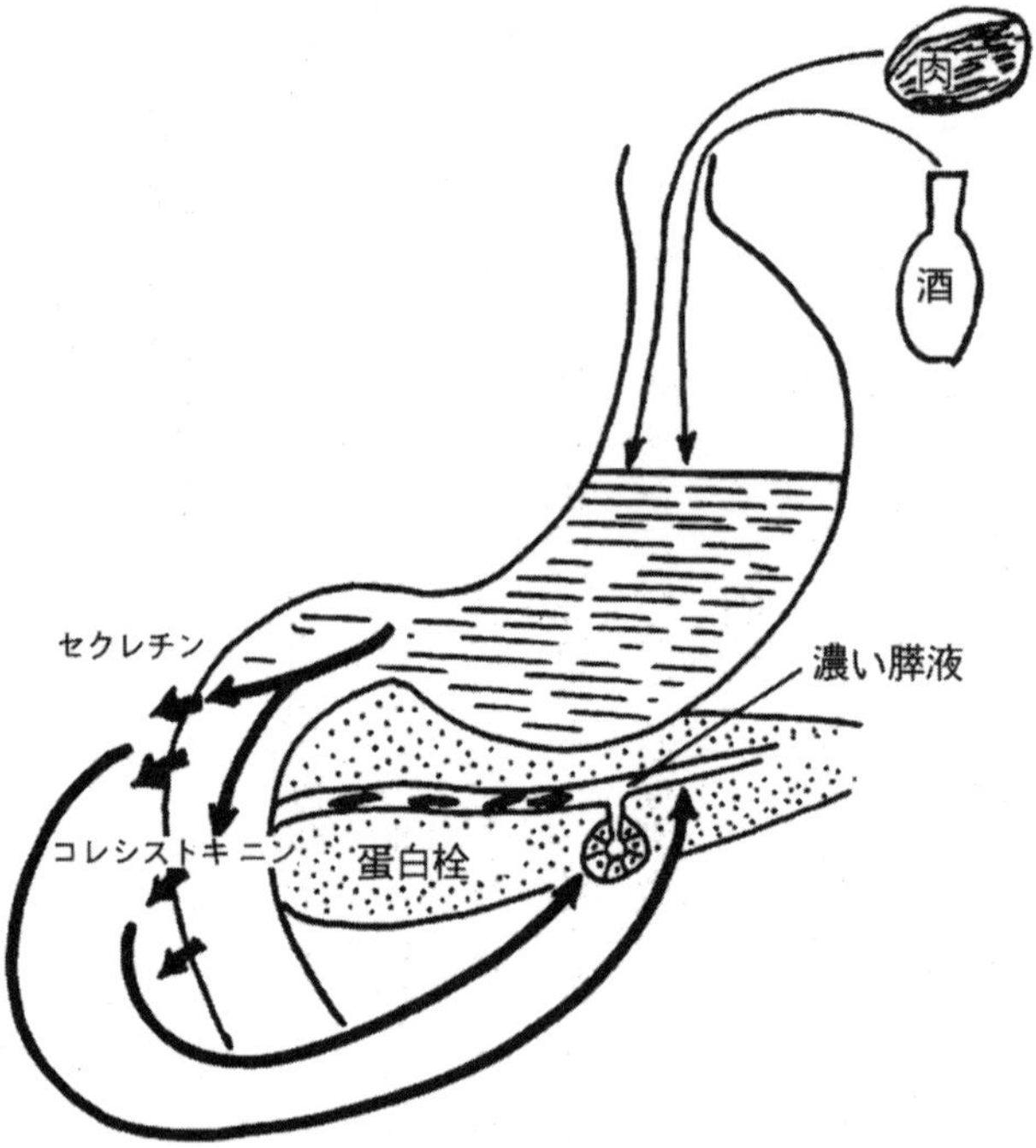

酒と肴が濃い膵液から蛋白栓をつくる。
膵液は流れなくなり、膵脈がうっ滞し
膵炎となる。

図15

まりはちょうど血液が固まったときに出来る血栓に似ているので蛋白栓と呼ばれています。

この蛋白栓が膵管に詰まると、膵液は流れなくなり膵管内に膵液がたまります。その結果、膵管から腺房細胞にいたるまで膵液でいっぱいに満たされた状態になります。膵液がすみずみまで満たされた腺房細胞では次々と膵酵素が活性化を起こし、膵細胞を刺激し膵炎の状態となります。やがて、細胞膜は耐えきれなくなり破れ、膵液は漏出し細胞の周囲の血管から血液中へ入っていきます。

消化酵素の活性化

膵液から出る消化酵素のうち蛋白質を分解するトリプシンは膵管の中では消化作用のないトリプシノーゲンという形で存在します。これは蛋白質で出来た膵管や膵細胞を守るためです。

トリプシノーゲンは十二指腸に入るとトリプシンとなり強力な消化作用を発揮します。ところが膵管内に蛋白栓が出来て膵液がうっ滞すると、トリプシノーゲンはさまざまの刺激を受け、活性化を起こし、トリプシンに変化します。このトリプシンはトリプシノーゲンを活性化しトリプシンに変える作用やもう一つの強力な消化酵素であるキモトリプノーゲンをキモトリプシンに変える作用を発揮し、膵管内は活性化した消化酵素で満たされ、膵炎状態となります。

膵臓の自己消化

膵臓内で消化酵素の活性化が起きると、酵素の蛋白消化作用によって膵細胞が次々に消化されます。これを膵臓の自己消化といいます。

その結果、膵液が血管内へ流れ出るようになります。

蛋白を消化する膵酵素が血液中に入り全身を駆けめぐると、血液中の赤血球や白血球が刺激されるとともに血管の壁も障害されます。

やがて、活性化した膵酵素や白血球の作用で肺や腎臓なども障害を受けるようになると重症膵炎となります。

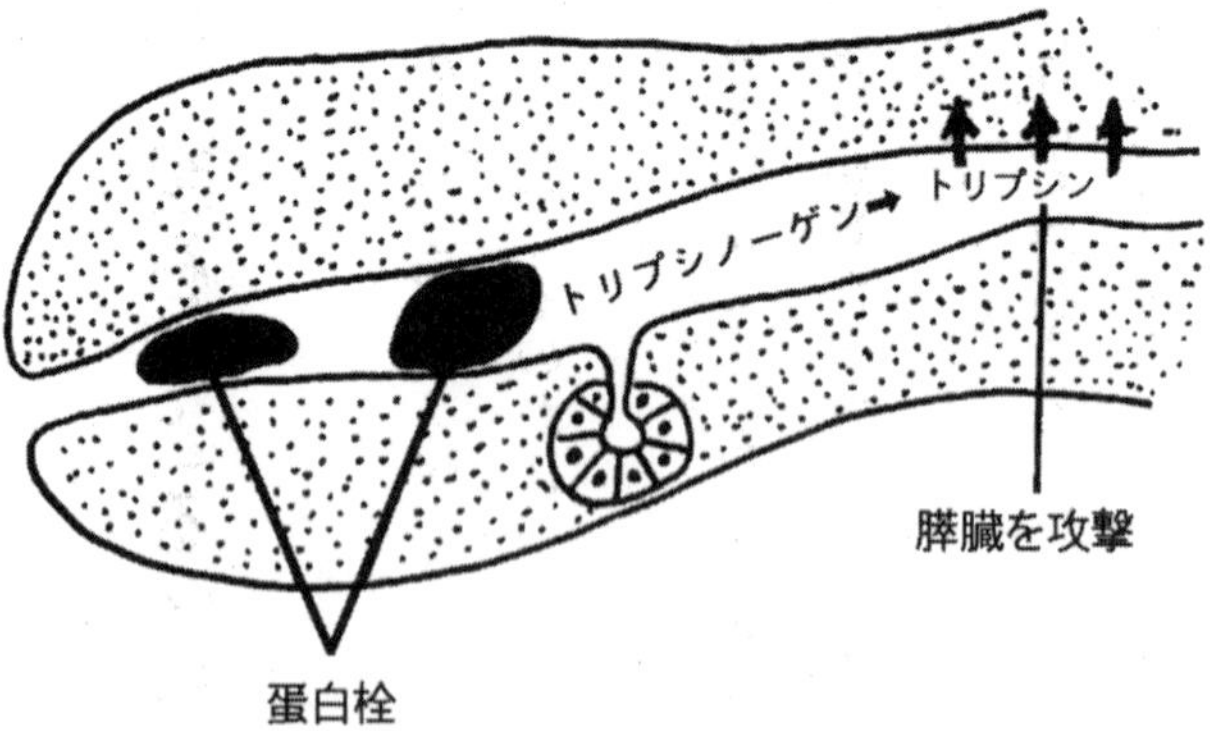

蛋白栓などでうっ滞した膵液中のトリプシノーゲンは活性化してトリプシンになり膵細胞を破壊し膵炎になる。

図16

二　胆石による膵炎

胆石症の人に膵炎が起こりやすいことは古くから知られています。どうして胆石があると膵炎が起こるのかについてオピー（Opie）という病理学者が一九〇一年に興味深い説を提唱しています。

この説は、急性膵炎では、膵管と胆管が合わさって十二指腸に出る乳頭部に胆石がはまり込むことが膵炎を起こすというものです。乳頭部に胆石が詰まると膵液や胆汁は、正常に十二指腸に流れることが出来ず、膵管と胆管がつながった状態になります。膵管内と胆管内には胆汁と膵液が交じり合って充満しうっ滞が起こります（図17）。

膵液がうっ滞すると膵液中のトリプシノーゲンの活性化が起こり、膵炎へと発展します。

胆石が、乳頭部に詰まった状態で脂肪の多い食事を摂ると、胆嚢は強い収縮を起こし、胆汁がどっと胆管内に流れ出て膵管内を逆流します。大量の胆汁を混じた膵液が膵管内でうっ滞を起こすと、膵液の活性化に加えて、うっ滞による膵管の破綻も加わるため、より重症な膵炎となります。

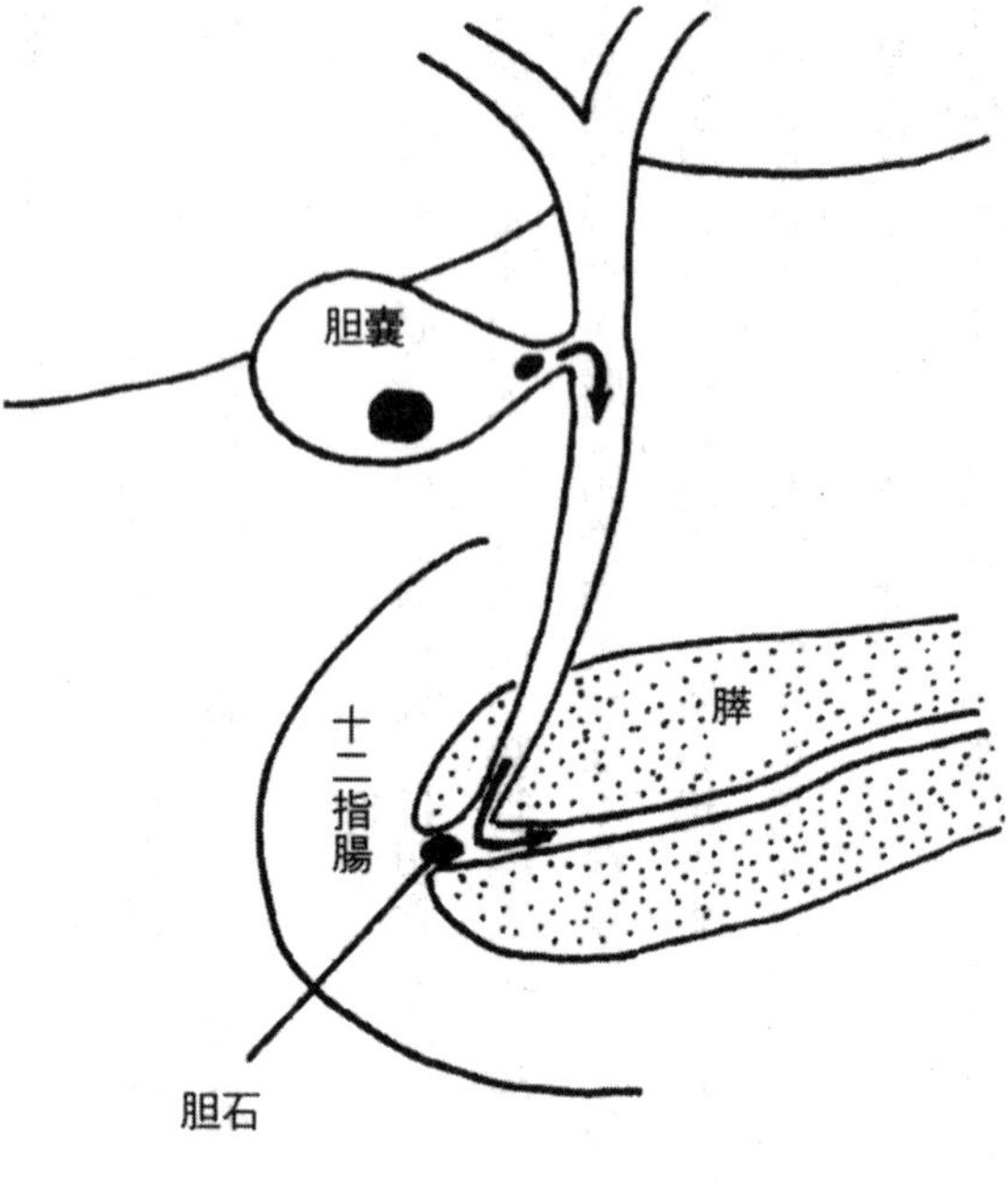

胆汁が膵管内へ流れ込む

図17

三　術後急性膵炎

手術後に発生する急性膵炎で、特に胃がんなどで胃切除をした後に起こります。胃がんで、胃の一部を切除する手術では、切除後の再建法として胃と小腸のつなぎ方には二通りの方法があります。切除して残った胃と十二指腸を直接つなぐ方法（図ａ）と切除した後、十二指腸の端は閉じて、十二指腸から続く空腸を胃につなぐ方法(図ｂ)です。(図18)

これらの方法は、胃の手術法を考案したオーストリアの外科医ビルロートの名前から、前者の方法をビルロートⅠ法、後者をビルロートⅡ法といいます。ビルロートⅠ法では膵炎は起こりません。ビルロートⅡ法の場合、胃と空腸をつないだ所が何らかの原因によって狭くなると、十二指腸内に膵液と胆汁の混じった消化液が充満します。

この消化液のうっ滞によって十二指腸の内圧が上昇し、消化液は膵管内に逆流します。膵管内に入った消化液は膵細胞を破壊し激烈な膵炎を引き起こします。

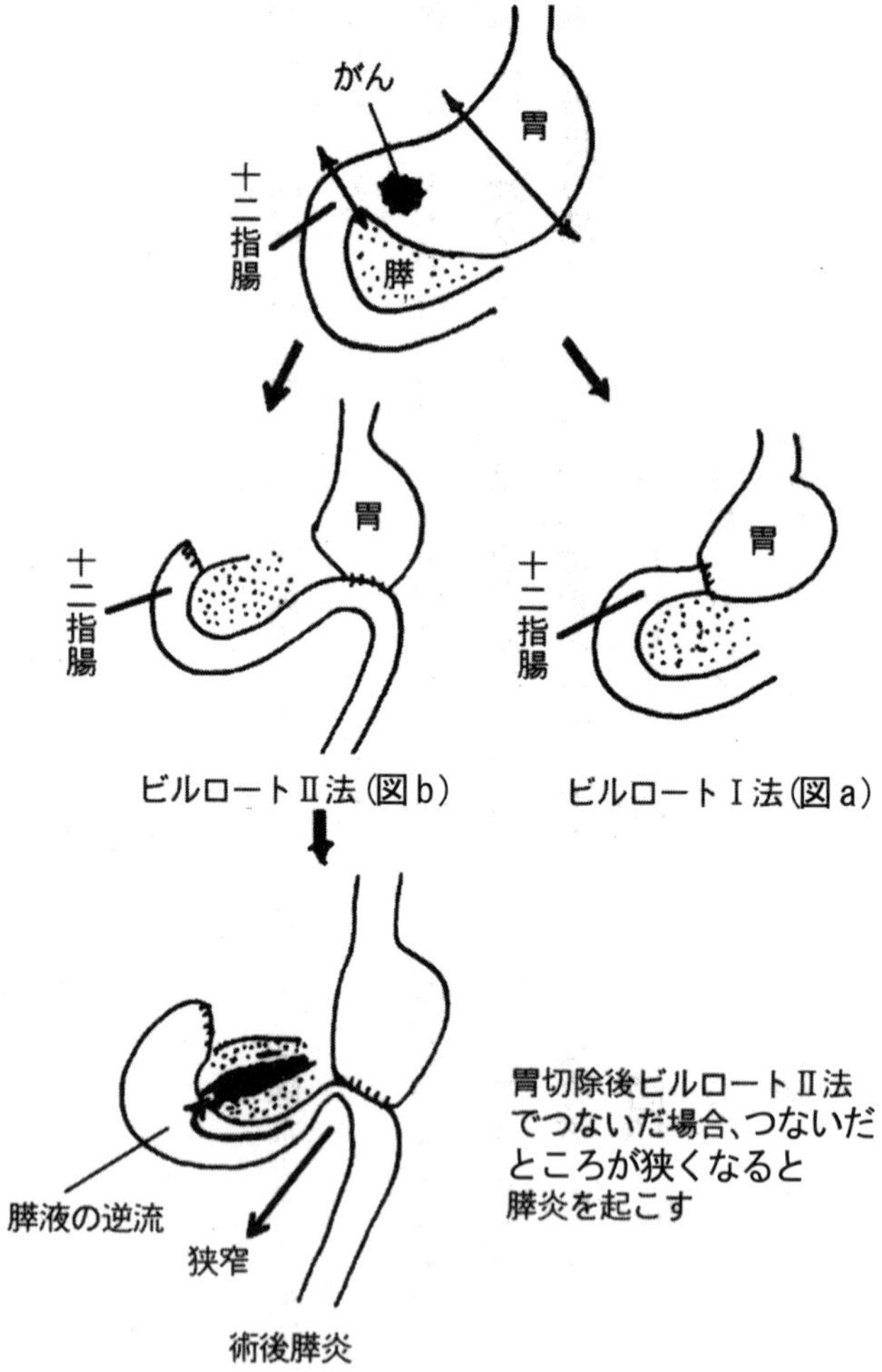
がん
胃
十二指腸
膵
胃
十二指腸
胃
十二指腸
ビルロートⅡ法(図b)
ビルロートⅠ法(図a)
胃切除後ビルロートⅡ法
でつないだ場合、つないだ
ところが狭くなると
膵炎を起こす
膵液の逆流
狭窄
術後膵炎

図18

四　ERCPによる膵炎

ERCP（内視鏡的逆行性胆管膵管造影）検査が原因の膵炎で、検査後に起こります。ERCP検査は、十二指腸乳頭部に細いチューブを挿入し造影剤を注入して、胆管や膵管を写す検査法です。

通常の量の造影剤では何ら異常は起こらないのですが、造影剤の量が多すぎたり、膵臓にすでに軽い炎症などがある場合は、注入した造影剤の注入圧によって機械的に細胞膜が破壊され膵炎が起こります。

五　高脂血症と膵炎

高脂血症は血液中にトリグリセリドという脂肪が増加する病気です。このトリグリセリドが膵細胞の周囲の血管やリンパ管を通るときに膵臓から漏れ出た脂肪を分解する膵酵素のリパーゼと出会うと分解され遊離脂肪酸になります。この遊離脂肪酸は細胞を障害する作用が強く、膵細胞や周囲の毛細血管を破壊し膵炎を起こします。

六　薬剤による膵炎

アレルギーなどの治療薬として用いる副腎皮質ホルモン剤、高血圧の治療薬の降圧剤や利尿剤、抗腫瘍剤、移植に用いる免疫抑制剤などは膵炎を起こす可能性のある薬剤として知られています。

七　急性膵炎の症状

飲酒後や食後に突然、腹痛が襲って来ます。この痛みは極めて激烈で身体をまっすぐに起こすことが出来ず、かといって横になることも出来ないくらいの痛さで、上体を海老のように前屈みにしてうずくまるようになります。

激痛は、みぞおちから左の上腹部さらには背中、左肩にまで走ります。胆石症の場合は右の上腹部に痛みが起こりますが、膵炎の場合は膵臓の位置の関係から主に左側に起こります。

また、みぞおちから左の肋骨の下辺あたりまでの皮膚がピリピリして非常に過敏になることがあります。これは膵炎に特有の症状でヘッド知覚過敏帯といいます。痛みと共に吐き気や嘔吐が起こることもあります。さらに、あまりの激痛のため、ショックに陥ることもあります。この痛みの原因は膵臓の炎症が膵臓の後ろ（背中側）に及んで大動脈の周囲にある腹腔神経叢という神経の固まりを刺激することによって起こります。

膵炎が進行して膵臓全体が腫れ上がると、膵臓から大量の膵液を混じた腹水が漏出し腹全体に広がります。そのような状態になると、腸の動きが止まりガスも出なくなります。腹水が貯留するために腹全体が張ってきます。その際、腹を手のひらで触るとみぞおちの辺りにしこりの有るのが分かります。

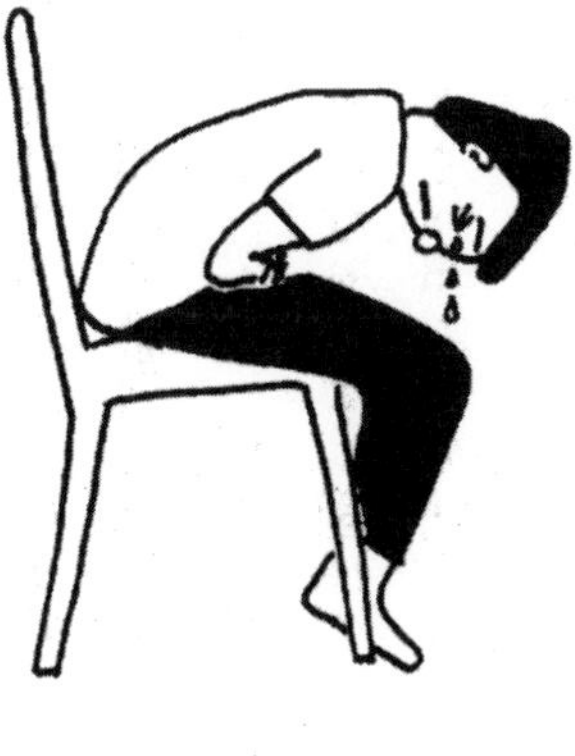

急性膵炎の痛みは身体を伸ばせない

図19

これが腫れ上がった膵臓です。

さらに重症になると血圧が下がり、脈が早くなり、冷や汗やめまいといった症状が出て、ショック状態に陥ります。この状態が続くと意識障害が出てきます。

膵炎特有の痛みの症状は何が原因であろうと変わりません。胆石が原因の膵炎の時には尿の色が濃くなり、やがて茶色い尿が出てきます。これは胆石が十二指腸の乳頭部につまって、胆汁が出なくなり、黄疸の症状が出るためです。

八　急性膵炎の診断

膵酵素の上昇

腹痛のため冷や汗が出、嘔吐が起こり、みぞおちにしこりが触るようになれば、膵炎の可能性が高いと考えられます。診断の決め手は検査で血液や尿を採ってアミラーゼを測定し、高ければ急性膵炎と診断します。急性膵炎が起こると、血液や尿のアミラーゼだけではなく、血液中のリパーゼやトリプシン、エラスターゼなどの膵酵素も著明に上昇します。血液中のカルシウムの値は低下します。

ただ、このような激しい腹痛を起こす病気には膵炎の他に胃潰瘍、十二指腸潰瘍、胆石症、胆のう炎などがありますので、これらとの区別が大切です。胃や十二指腸に潰瘍で穴が開き穿孔性腹膜炎を起こした場合も血液や尿のアミラーゼが上昇することがありますが、この場合は腹全体が固くなり、痛みが腹全体に響きます。

穿孔性腹膜炎では立った状態でレントゲン写真を撮ると胃や十二指腸の穴から出たガスが横隔膜の下に貯まりますので、膵炎とは区別が出来ます。

超音波検査

超音波（エコー）検査では膵臓全体が腫れて大きくなっています。重症になってくると腹腔内に腹水が貯まってくるのがよく分かります。

ＣＴ検査

膵炎を正確に診断する最もすぐれた方法はＣＴ検査です。造影剤を点滴しながらＣＴを撮ると、膵の状態がよく分かります。膵臓は横に長く横たわっているのでＣＴをとると、その変

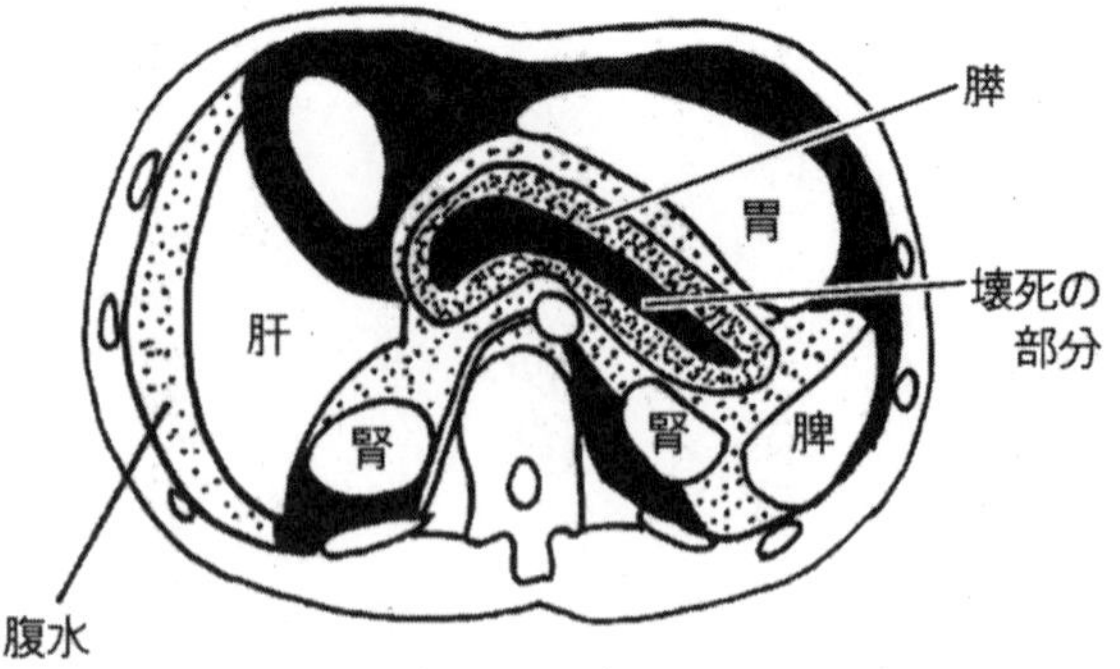

CTでは、急性膵炎を起こした膵は大きく腫れ、重症になると中心部が黒く壊死になり、周囲に腹水がたまる。

図20

化が非常によく分かります。

急性膵炎の初期には、膵臓全体が大きく膨れています。

膵炎が進行し、重症膵炎になると、腫れた膵臓の中に黒い部分が出てきます。これは膵臓の中心部が腐って壊死になったことを示しています。このような状況になると腹腔内に腹水が貯まってきます。（図20）

九　軽症、中等症の急性膵炎の治療

急性膵炎は、最初、膵臓が腫れるだけの軽症の浮腫性膵炎から始まって膵臓に出血の起こる出血性膵炎さらに膵臓の一部が壊死になる壊死性膵炎のような重症膵炎までいろいろな段階があります。

軽症膵炎の段階で見つかり、適正な治療をすれば、ほとんどの膵炎はきれいに治りますが、重症膵炎になると治療が非常に難しく、しばしば死に至ることがあります。

痛みをとる

膵炎は激烈な疼痛から始まり、ときにショックを引き起こすこともあるので、先ず行うべき治療は鎮痛です。まず、強力な非麻薬性の鎮痛剤を使います。これでも痛みが治まらない時にはモルヒネのような麻薬を用います。

ただ、このモルヒネなどの麻薬は、膵管の出口の乳頭部の筋肉を収縮させ膵炎を悪化させる可能性があるため、収縮を抑える硫酸アトロピンと一緒に用います。

膵臓の安静

膵臓は出来るだけ安静にします。膵臓から出る膵酵素が膵炎の原因であり、この分泌を出来る限り抑えます。

膵外分泌の刺激を抑えるため、絶飲絶食にし水分もとらないようにします。胃液による十二指腸への刺激を抑えるために鼻から胃内に胃管を入れて胃液を吸引します。

また胃液の分泌を胃酸分泌抑制剤（シメチジンなど）によって抑制します。このような治療を行うことによって膵炎に伴う吐き気や嘔吐も軽くなってきます。

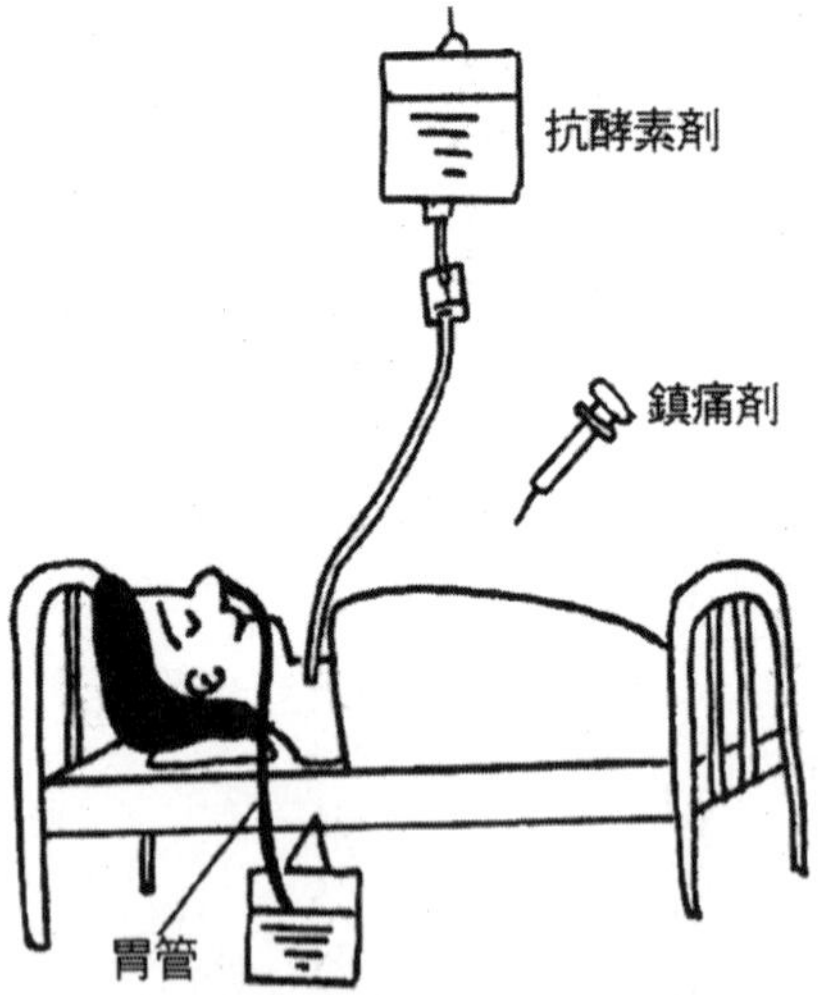

急性膵炎の治療は鎮痛と膵の安静が第一

図21

蛋白分解酵素阻害剤

膵炎に伴って膵臓や全身の血管内で活性化する膵酵素を抑えるための薬剤を用います。膵酵素は、膵臓の細胞や膵管内さらには血液中に入り肺や腎臓などの臓器を損傷するため、可能な限り抑える必要があります。一般には、トリプシンを抑える蛋白分解酵素阻害剤を使います。

この薬剤は、キモトリプシンをはじめとするさまざまの活性化した酵素を抑制すると共に、ショックの治療にも有効で、ＦＯＹやフサンといった合成薬剤がよく用いられます。ただこのような薬剤は半減期が短いので点滴で用いる必要があります。

十分な輸液

膵炎の場合には膵臓から水分が腹水となって大量に失われるので、十分な量の輸液の点滴が必要です。特に絶飲絶食にした場合や胃液を吸引した場合は、脱水症状を引き起こしやすく、早期に大量輸液が必要となります。

膵臓を安静にするため絶食が長く続くような場合には、鎖骨下静脈から水分や栄養を補給する中心静脈栄養を行います。

感染の予防

さらに膵炎は感染を伴うことが多く、感染が原因となって重症化することがよくあるので、抗生物質による感染予防が必要です。

原因の除去

一方では、原因と思われるものを取り除くことも大切です。総胆管内の胆石が原因なら、早期に手術あるいは内視鏡的に胆石を取り除きます。薬剤によるものなら薬剤を中止します。

膵炎に伴って糖尿病が出たり、悪化したりすることもあるのでこれに対するコントロールも必要になります。

十　重症急性膵炎

膵細胞膜の破壊

急性膵炎の多くは適正な治療によって治癒しますが、なかには膵の安静や蛋白分解酵素阻害剤などの治療にもかかわらず進行するものや膵炎が発症するやいなや急速に全身状態が悪化するものがあります。これを重症急性膵炎といいます。

軽症や中等症の膵炎では膵臓は腫れ上がった状態を呈していても膵細胞そのものは比較的保たれています。しかし、重症膵炎になると細胞膜はどんどん破壊されて崩れるとともに、細胞周囲の血管も破れ膵臓に出血が起こり、壊死状態となります。

膵液の流出

重症急性膵炎では、膵臓内でさかんに膵酵素の活性化が起こり、膵細胞の消化が起こっています。消化作用のある膵液は腹腔内や血液中に出て行きます。膵の周囲の脂肪組織はリパーゼによって分解され、石鹸のようにどろどろになります。腹腔内のあちこちには血液の混じった腹水が貯まります。この腹水は消化作用のある膵酵素を多量に含んでおり、周囲の組織もつぎつぎと炎症を起こします。腹膜も強い炎症を起こし、膵酵素に富んだ腹水の一部は腹膜を破って皮下組織から皮膚にも変化を起こします。

全身の臓器障害

血液中に入った膵酵素は全身を駆けめぐり、血液中の白血球や血小板を刺激して血液中に多くの血栓を作り、腎臓や肺の組織を破壊し、やがて、多臓器障害が起こります。

ショック

重症急性膵炎では、腹腔内への多量の水分の漏出が起こり、血液中の血栓形成や臓器障害と相まって循環する血液量が低下するため、血圧が下がり、ショック状態に陥ります。また肺を障害するため呼吸困難が起こり人工呼吸器がなければ血液中に十分酸素を送れない状態になります。

感　染

膵細胞が広範に破壊され壊死に陥ると、感染が起こり膵に膿瘍が出来ます。やがて血液中まで細菌が入り高熱が続き、敗血症になります。このような状況が続くとショック状態となり、意識障害が出てきます。

十一　重症急性膵炎の治療

ＩＣＵによる管理

重症膵炎は、治療が非常に難しく、通常はＩＣＵ（集中治療室）で管理します。絶食にし、鼻から胃管を入れ胃内にある胃液や食物を吸引し膵を刺激しないようにします。中心静脈にチューブを挿入し、血漿や輸液の点滴を行い、全身の血液循環を管理し、高カロリー輸液の投与を行います。

膵液中の消化酵素の活動を抑制するために蛋白分解酵素阻害剤を投与し、細菌感染に対しては抗生物質を投与します。肺に障害が及んで血液中の酸素濃度が低下し炭酸ガスが蓄積する場合には、鼻から気管内にチューブを入れ人工呼吸器により酸素を送ります。

人工透析、血漿交換

腎臓が障害され尿の出が悪くなり血液中に尿素窒素が貯まるような場合には、血液を濾過して尿素窒素を取り除くために人工透析を行います。

腹水中に出た膵酵素や、感染した血液を取り除くため、腹膜の潅流も行います。全身の循環血液中の膵酵素や細菌毒素を取り除くことも重要です。このためには血漿交換療法を行います。

早期治療の必要性

重症急性膵炎は、一日起こると、このような治療によっても救命出来るのは約半数の患者さんに過ぎません。したがって、急性膵炎と診断されれば出来る限り早く治療を開始し、重症膵炎に移行しないようにすることが重要です。

十二　重症急性膵炎の動注療法

膵の一部が壊死状態になると感染が起こり、敗血症からショックになり致命的な状態になります。そのためには、感染した膵の壊死に対する治療が必要です。動注療法は、膵臓に分布する動脈内にチューブを挿入し、チューブから膵酵素を抑える蛋白酵素阻害剤と抗生剤を大量に投与し感染した膵の壊死を抑える治療法です。

この方法をできるだけ早くから行うことによって重症膵炎の進行をかなり食い止めることができます。

十三　重症急性膵炎の手術

手術の適応

膵炎の初期には、ＩＣＵでの内科的治療が中心となりますが、次のような場合には手術を行います。

胆石症や胃切除術後など原因がはっきりしている場合、膵膿瘍が出来ている場合、腹腔内に膵酵素や膿や壊死物質を多量含んだ腹水が溜まっている場合、膵壊死が動注療法によっても治らない場合などが手術の対象となります。

急性膵炎の手術には、膵炎を引き起こす原因となっている胆石に対する手術、腹腔内に漏れ出た膵酵素を除去する腹腔ドレナージ手術、膵の壊死を取り除く膵壊死除去術、膿瘍に対する手術などがあります。

胆石に対する手術

胆石が原因で膵炎になった場合に行う手術です。総胆管の石が原因で黄疸がある場合には、先ず、内視鏡により十二指腸乳頭部を切開し、総胆管から石を取り出します。

この方法が難しいときには、体外から肝臓内の胆管にチューブを挿入し、胆汁を体外に流すドレナージ術を行い、全身状態が落ち着いたら、腹腔鏡下に、あるいは開腹による胆嚢摘出術を行います。

腹腔ドレナージ手術

膵炎により膵から腹腔内に滲みだしてきた膵酵素含んだ腹水は、腹腔内で胃、小腸、大腸などの臓器に損傷を与えるとともに、腹膜から吸収されて全身の血液中をめぐり、重要な臓器の障害を引き起こします。腹腔ドレナージ手術は腹腔内に漏れ出た腹水を体外に排除するための手術です。

全身麻酔下に開腹し、お腹の中を十分に生理食塩水で洗って、膵臓の上下、膵臓の裏など膵臓の周囲にドレーンを入れます。出来るだけ排液の効率を高めるため通常は７～８本のドレーンチューブを入れます。

膵壊死除去術

膵臓あるいは膵周囲の壊死を取り除く手術です。壊死部は感染を起こしていることが多く、膵炎の進行を抑えるためにできる限り除去します。

膵膿瘍に対する手術

重症膵炎が進んでくると膵壊死の部分が膿瘍になります。この膿瘍は感染を伴っており敗血症の原因となります。まず、体外から膿瘍に針を刺し、針を通じてチューブを挿入し、膿を持続的に吸引除去します。

この方法で膿を充分に排除できない場合には、開腹し膿瘍の原因となっている膵の壊死組織を除去し、膵周囲にドレーンを入れ、漏れ出た膿を排除します。

第五章　慢性膵炎

慢性膵炎は、長期間かかって徐々に膵臓の膵外分泌腺細胞が破壊され、壊れた細胞に代わって線維細胞が増殖し、最後には膵細胞のほとんどが線維組織に置き代わる病気です。膵外分泌腺細胞の減少に加えて、増殖した線維が膵管を締め付けるため、膵臓の機能は低下し、膵液の排出量は減って来ます。

一 原因

慢性膵炎のほとんどはアルコールが原因で起こります。このほかに、胆石によるものや原因の分からない特発性のものなどがあります。このうちアルコールによるものは男性に多くみられ、胆石や特発性によるものは女性に多くみられます。

二 アルコール性慢性膵炎

アルコールは、急性膵炎の原因としても注目されていますが、慢性膵炎の原因としても昔からとくに欧米で問題となっています。わが国においても飲酒量が最近とみに増えてきましたので、慢性膵炎にかかる年代も広がりつつあります。

酒量と慢性膵炎

酒量との関係では、１日あたり純アルコールにして100グラム以上、日本酒に換算すると３合以上、ビールでは大ビン2.5本以上、ウィスキーではボトル３分の１以上の飲酒を、毎日続けると10～15年間で慢性膵炎になるといわれています。ただこれは個人差もあり、女性はこの飲酒量では約10年で慢性膵

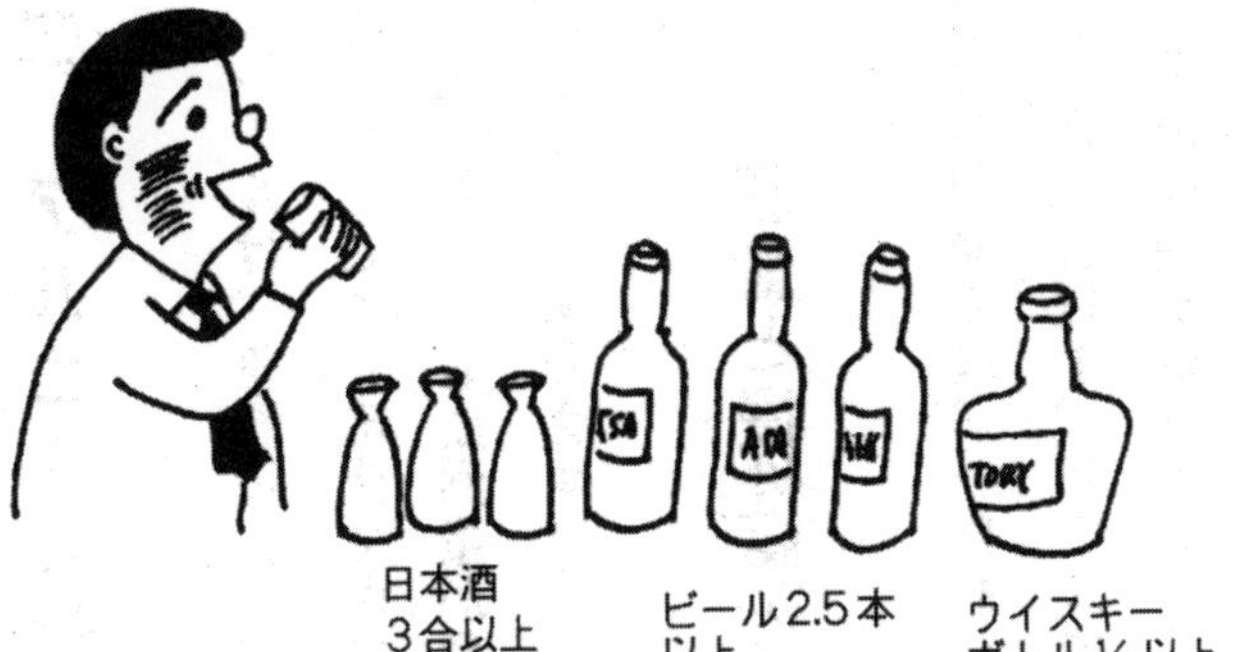
日本酒
３合以上
ビール2.5本
以上
ウイスキー
ボトル⅓以上
純アルコール80～100g以上、10～15年で慢性膵炎！

図22

炎になるのに対し、男性では15年以上かかるといわれており、男性と女性の間でアルコールに対する感受性の違いがみられます。

アルコールによる膵障害

アルコールを長期間にわたって飲み続けると、膵臓の細胞がアルコールやアルコールの代謝産物であるアセトアルデヒトなどによって徐々に破壊され壊死となり、ついには線維に置き代わります。

さらにアルコールは膵液の性状にも影響を及ぼし、急性膵炎のときにみられるような膵酵素を多量に含んだ膵液が分泌されます。このため、膵液中の蛋白濃度は上昇し蛋白栓ができます。この蛋白栓にカルシウムが沈着すると膵石となり、これが膵管を閉塞します。その結果、膵液のうっ滞が起こり膵管内圧が上昇し、膵管壁や膵細胞が障害を受け、膵組織は線維に置き代わり、やがて膵全体が硬化し慢性膵炎が完成となります。

膵の線維化

酒飲みの人は、長期間にわたる飲酒の習慣を断つことが出来ないため、膵臓の障害は進行する一方で、膵細胞は徐々に失われ、やがて、膵は、ほとんど線維に置き代わってしまいます。慢性膵炎が肝臓病や腎臓病と違って極めて治りにくいのは肝蔵や、腎臓には再生能力があるのに対し、膵臓にはほとんど再生能力がないためです。

このため一旦、膵臓に繊維化が起こると、たとえアルコールを止めても、膵細胞は元には戻りません。肝臓の場合はアルコール性肝硬変になってもアルコールを止めれば肝臓は、ある程度再生し、機能も回復します。肝硬変の肝臓がデコボコしているのは、肝細胞に繊維化と再生が繰り返し起こっていることを示しています。

糖尿病の合併

慢性膵炎で起こる膵組織の繊維化はやがて膵臓の中にあるインスリンなどの内分泌ホルモンを出す膵島にまで影響を及ぼします。膵島は膵外分泌細胞の海の中に浮かんでいるため、周囲の外分泌腺細胞が線維に置き代わると、線維の収縮に伴い膵島も周囲から圧迫を受けるようになります。

また線維によって膵島の周囲の血管も押しつぶされ、膵島への血流も低下します。このような結果、膵島の機能は徐々に低下し、やがて膵島自体も線維に置き代わります。インスリンの分泌は著明に低下しついには糖尿病になります。この場合は慢性膵炎が原因で糖尿病が起こるため二次性糖尿病といいます。

三　胆石性慢性膵炎

急性膵炎の原因の一つである胆石症は、慢性膵炎の原因にもなっています。胆石が胆管の中を通り十二指腸に出て行く過程で、胆管と膵管の合流部に詰まると、胆汁が膵管内に逆流して急性膵炎を起こします。この場合、一回の急性膵炎発作で終わる場合もあれば、繰り返し何度も急性膵炎の発作を起こす場合もあります。

このような急性膵炎の繰り返しが徐々に慢性膵炎に発展します。しかし胆石が繰り返し出口に詰まるのは不自然なことで、おそらくは胆石症で起こる胆嚢や胆管の持続性の炎症が膵液や胆汁の出口にある十二指腸乳頭部を刺激し、膵液の流れを妨げて、持続性の膵障害を起こすと考えられます。

四　特発性慢性膵炎

原因のわからないのが特発性慢性膵炎です。アルコール性膵炎が圧倒的に男性に多いのと較べると、特発性慢性膵炎の多くは女性に起こります。

この慢性膵炎の特徴は、腹痛など慢性膵炎に特有の症状が比較的軽く、膵石がみられることも少なく、膵障害も軽度なことです。

五　膵石症

慢性膵炎のうち膵石ができているものをとくに膵石症といいます。膵石は、膵液のうっ滞により蛋白濃度が上昇し、そこにカルシウムが沈着してできます。時間がたつにつれて石は大きくなり、膵管を完全に閉塞し、膵液のうっ滞も高度となり炎症が膵周囲にまで広がります。膵石の部分より尾側に嚢胞ができることもあります。

六　腫瘤形成性慢性膵炎

膵臓の一部に慢性膵炎が起こり、腫瘍のような塊になったものを腫瘤形成性慢性膵炎といいます。この腫瘤は、膵頭部にできると黄疸が出ることもあり、超音波検査やＣＴ検査でも、がんと区別するのが難かしい場合があります。

がんと思って手術をし、摘出した腫瘍を顕微鏡で見ると慢性膵炎だったということもあります。最近では、腫瘤形成性慢性膵炎が疑われるときには、超音波ガイド下に組織をとり、顕微鏡で診断をつけ、慢性膵炎であれば、経過観察をします。がんとの区別が難しい場合は摘出手術を行います。

七　慢性膵炎の症状

腹　痛

慢性膵炎の症状は腹痛で始まります。みぞおちから左方にかけて起こる痛みで、しばしば背部痛を伴います。

この腹痛には大きく分けて二つの型があります。一つは腹部の鈍い痛みが、治まることなく何ヶ月も持続する型です。腹痛に伴って腹部の重圧感や膨満感、食欲の低下、下痢、体重の減少などがみられます。もう一つは、慢性再発性膵炎のときにみられるもので、激しい腹痛が、吐き気や嘔吐、発熱を伴って数カ月毎に繰り返す型です。

いずれにしても慢性膵炎の腹痛は長期間にわたって持続します。しかし、最初の発作から5～7年位たつと腹痛も次第に軽くなってきます。これは膵機能が完全に荒廃し、これに伴って炎症も軽減するためです。

下　痢

慢性膵炎では膵外分泌細胞が荒廃するために、脂肪を消化するリパーゼ、蛋白質を消化するトリプシンといった強力な消化酵素の分泌が著しく低下します。

その結果、食べたもののうち、とくに脂肪や蛋白質が消化されず、したがって、吸収もされずに下痢となって排泄されるようになります。

この下痢便は不消化の蛋白質が混じっているため悪臭があり、脂肪分が多いためクリームのような薄黄色の大量の便として排泄され、水に浮くようになります。その結果、栄養障害、体重減少が起こります。

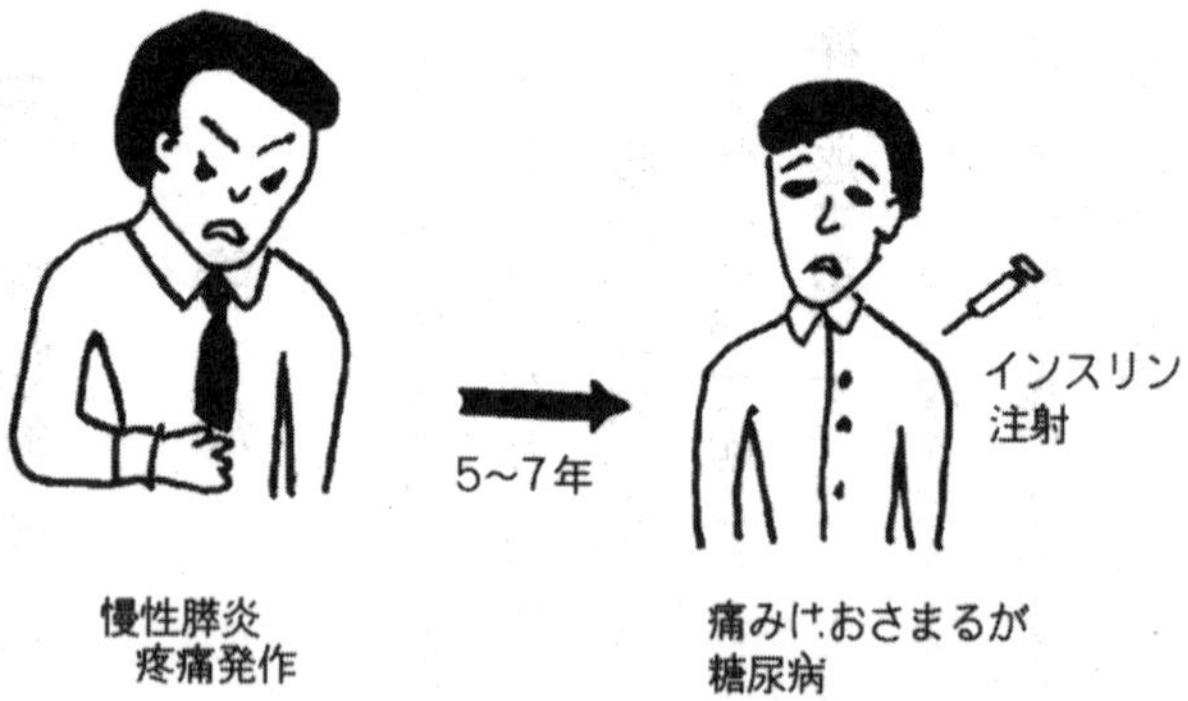

図23　慢性膵炎の経過

糖尿病

慢性膵炎が長期にわたって続くと膵細胞が荒廃し、膵の線維化が膵外分泌腺細胞のみならず膵島にまで及んで、インスリン分泌が低下し糖尿病が起こります。口が渇き、多量の尿が出て疲労しやすくなり、ひどくなると視力障害やシビレ、感覚の異常などの知覚障害がみられるようになります。その結果、下痢と相まって、栄養障害はいっそうひどくなり、ますますやせてきます。

八　慢性膵炎の診断

慢性膵炎の症状としては持続する腹痛や繰り返し起こる腹痛が特徴的ですが、このような腹痛のみでは、慢性膵炎か、胃炎や胃潰瘍か、胆石か区別がつきません。

そのために、現在、慢性膵炎を正確に診断のための臨床診断基準が作られています。この臨床診断基準では、次の　四つのうちの一つがあれば、慢性膵炎と診断します。

① からだの外から針を刺して膵細胞の一部を取り、顕微鏡でみて膵細胞に線維化などの変化があれば慢性膵炎と診断します。これは最も確実な方法ですが、細胞を取るために針を刺すなど患者さんが苦痛を伴うという欠点があります。

② 腹部のレントゲン検査で膵臓の位置に白く石の像が写し出されれば膵石と判定します。これは点状のこともありますし、大きな固まりとして写ることもあります。このような石が写っていれば慢性膵炎と診断します。

③ CT検査、超音波検査、膵管造影などで膵管が拡張している像、とくに膵管がでこぼこに拡張している像や膵の嚢胞、膵石などの像があれば慢性膵炎と診断します。

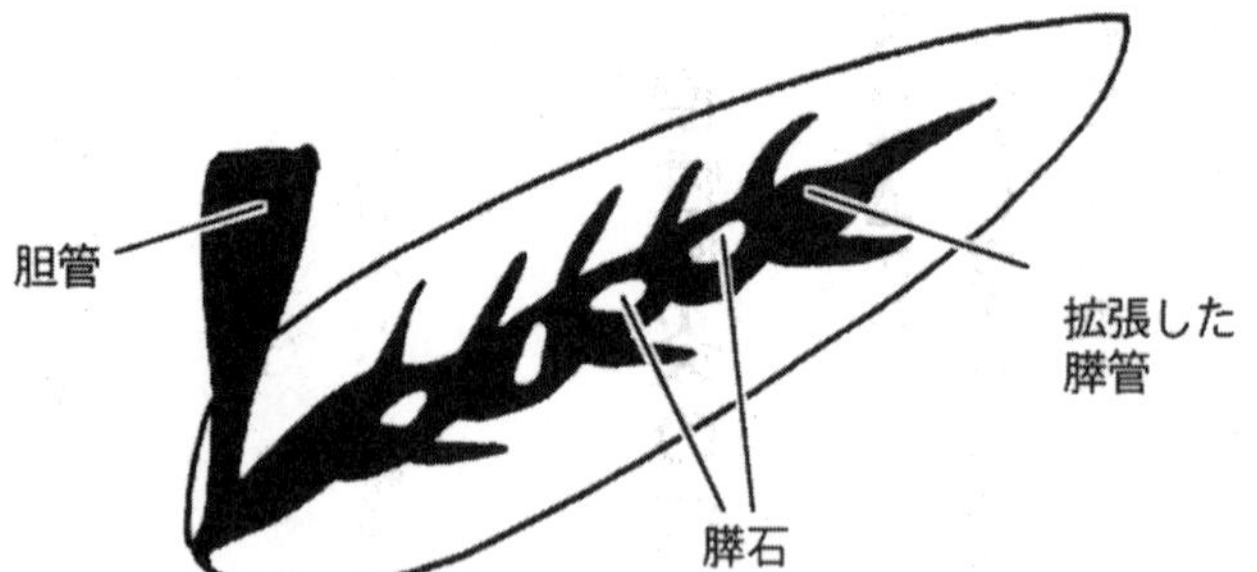

ERCP検査で膵管の球数状
拡張や膵石が写れば慢性膵炎

図24

④ 膵外分泌機能検査で膵機能が低下していれば、慢性膵炎と診断します。

これらの①から④の項目に加えて上腹部痛が６カ月以上持続する場合には、高度の慢性膵炎と診断します。

九　慢性膵炎の薬物治療

慢性膵炎は経過が長く、大きくは三つの時期に分けられます。すなわち激しい腹痛が繰り返し起こるか、あるいは持続性に起こる代償期と、膵が荒廃を始める移行期および膵機能が完全に荒廃する非代償期です。

腹痛対策

代償期は、慢性膵炎の症状が最も強く起こる時期で、膵外分泌腺細胞は障害されているものの、正常の膵細胞もまだかなり残っており、この膵細胞から分泌される膵液がうっ滞を起こすために腹痛が起こります。したがって代償期の治療の主眼は、まず、腹痛対策にあります。

慢性膵炎の腹痛は間欠的に起こる激しい痛みや持続する鈍い痛みですが、この機序としては、膵石や膵細胞の線維化による膵管の閉塞が膵管内圧を上昇させる場合と、膵の炎症が膵周囲へ波及する場合があります。とくに、炎症が膵周囲へ波及すると、膵の後面のある膵頭神経叢や腹腔神経叢などの大きな網目状の神経の固まりが刺激され激しい痛みがおこります。

膵液のうっ滞をとる

慢性膵炎による腹痛を抑えるためには、まず腹痛の原因の一つである膵液のうっ滞を取り除くことです。膵液の分泌は主として副交感神経が支配しているのでこれを抑える薬剤を投与します。鎮痙剤を投与し、膵液の出口にある乳頭部周囲のオッジ括約筋を緩めて膵液の流れをよくします。膵液が流れ出ると膵液のうっ滞がとれ、腹痛がやわらぎます。

ただ、この薬の副作用として、投薬中に口が渇いたり脈が早くなったり、目の焦点が一時的に合わなくなったりお腹が張って便秘するなどの症状がみられることがあります。

消炎鎮痛剤

このような鎮痙剤を用いても痛みがおさまらない場合には、抗炎症性の鎮痛剤を使います。いわゆる解熱剤としてよく用いられるインダシンやボルタレンといった商品名の消炎鎮痛剤で、飲み薬や坐薬として用います。

このような薬は長い間使うと、胃の粘膜を荒らして胃炎を起こすことがあるため、胃粘膜を保護する抗潰瘍剤と併用して用います。

しかし、このような薬で痛みが治まるのは慢性膵炎の初期であり、慢性膵炎が進行し炎症が膵の後方の神経叢を刺激するような場合には、通常の鎮痛剤では効果がありません。

頑固な痛みを抑える

慢性膵炎による頑固な疼痛に対しては、非麻薬性鎮痛剤を用います。一般名はペンタゾシン、商品名はソセゴン、ペンタジン、あるいは、一般名で塩酸ブプレノルフィン、商品名はレペタンという薬で、脳に行く中枢神経のうち痛覚の伝導路を抑える働きを持っています。

ソセゴンのような非麻薬性鎮痛剤は、鎮痛効果は麻薬の鎮痛剤であるモルヒネの20％位ですが、モルヒネのような習慣性が少なく、中毒になる率は低いとされています。しかし、最近このソセゴンの長期投与で麻薬のような依存性を起こすことも報告されているので、使い方には注意が必要です。

胃酸を抑える

痛みをとるための膵液分泌の抑制方法として胃酸の分泌を抑えることも有用です。制酸剤や酸分泌を抑える薬剤（シメチジン、ラニチジン、カイトリルなど）を用い、胃酸を減らし十二指腸からのセクレチンやコレシストキニンなどの分泌を抑え、膵液分泌を刺激しないようにします。

蛋白分解酵素阻害剤

慢性膵炎では、膵液のうっ滞に加え、膵内で膵酵素の活性化による膵細胞の破壊が起こり、炎症が促進され、腹痛が起こります。この過程を止めるためには、膵内での膵酵素の活性化を抑えることが必要です。

現在市販されている蛋白分解酵素阻害剤であるメシル酸カモスタット、商品名フォイパンは経口剤で、服用し腸管から吸収されると膵内で活性化したトリプシンや、キモトリプシンを抑え、膵炎の進展を阻止します。その結果、腹痛や背部痛が抑えられます。本剤は慢性膵炎の痛みが余り強くない時期すなわち症状の軽い時期に用いると効果的です。

消化酵素剤大量投与療法

消化酵素剤の多くはウシやブタの膵臓をすりつぶして作った膵酵素剤で、強力な消化作用を持っています。興味深いのは、このような消化酵素剤を通常使用量の3～4倍以上服用すると膵液の分泌が抑えられることです。消化酵素剤が十二指腸に入ると、十二指腸粘膜にある膵液分泌刺激ホルモンのコレシストキニンが抑えられ、その結果、膵液分泌が抑えられます。

慢性膵炎の時には膵酵素の分泌低下によって消化吸収障害による下痢が起こるようになりますが、大量の消化酵素剤の投与はこのような下痢に対しても有効です。

精神安定剤

慢性膵炎は、発症後の経過が10年以上と長期にわたり、その間、痛みが持続的にあるいは断続的に繰り返し起こるため、普通の社会生活を送ることも難しいことが多く、イライラが募り精神的に不安定な状態になることがよくあります。

このためには抗鬱剤や精神安定剤を用います。精神安定剤には不安状態を抑える作用があり、セルシン、ホリゾン、セレナール、コンスタンなどがこれに相当します。抗鬱剤は、痛みや長期の治療などのにより精神的に落ち込んだような場合に用います。トフラニール、アリナフラニール、トリプタノール、ドグマチールなどの薬剤があります。このような薬剤の投与によって鎮痙剤や鎮痛剤の効果が増強されることもあります。

十　膵石に対する体外衝撃波結石破砕療法

慢性膵炎のうち、主膵管に膵石があり膵液のうっ滞の原因となっている場合の治療法として、体外衝撃波結石破砕療法(ＥＳＷＬ)があります。これは、体外から強力な超音波を照射して膵石を破砕して、主膵管から排出させる方法で、うまく破砕できれば、膵液のうっ滞がとれ、腹痛もやわらぎ、膵外分泌機能も改善します。

ただ、膵石の破砕効果は、石の大きさ、形、性状などによってまちまちで、膵石の消失率は30～80%です。また、膵石が消失しても膵に炎症が残るので、再発の可能性は続きます。

十一　慢性膵炎の内視鏡治療

内視鏡的乳頭括約筋切開術

慢性膵炎の腹痛の原因となっている主膵管の狭窄を拡げたり膵石の排出を促したりする方法として内視鏡的乳頭括約筋切開術（ＥＳＴ）があります。これは、内視鏡を使って十二指腸乳頭部を切開し、膵石や膵液の排出を促す方法です。とくに、膵頭部の主膵管に狭窄がある場合に行います。膵石の場合、体外衝撃波結石破砕療法と併用して行うと効果的です。

内視鏡的膵管ステント留置術

主膵管が狭窄し、膵液の流れが悪い場合に行います。内視鏡により乳頭部からステントチューブを主膵管の狭窄している部位を越えてより奥まで挿入し留置します。狭窄部でうっ滞していた膵液は、ステントチューブを通って十二指腸に排出されます。

疼痛の改善や膵臓機能の改善がみられますが、３ヶ月以上ステントチューブを留置すると却って膵管の炎症が強くなり狭窄が悪化するため1～2ヶ月留置したら、いったんステントチューブを取り出し、1年後に再挿入します。

再挿入が難しい場合には手術療法を行います。

膵仮性嚢胞に対する内視鏡下ドレナージ術

慢性膵炎で、膵臓に出来た仮性のう胞が胃の後壁を押し上げるように突出し胃と仮性のう胞が癒着している場合に行う内視鏡的治療法です。内視鏡を胃内に挿入し、内視鏡を見ながら突出した胃の粘膜からのう胞内に向かって穿刺しチューブを入れ、膵のう胞液が胃内に排出するようにします。

十二　慢性膵炎の手術療法

慢性膵炎はがんと異なり良性疾患なので、出来れば薬や内視鏡で治したい疾患です。しかし、薬や内視鏡で治療が難しい場合には手術を行います。

手術適応

慢性膵炎で手術を必要とするのは、次のような場合です。

①慢性膵炎による腹痛や背部痛が、薬など内科的治療ではどうしても治らない場合や、強力なソセゴンのような鎮痛薬が離せない状態になっており、日常生活が普通に出来ない場合。

②膵に液体貯留のある膵嚢胞がある場合や、膵管の一部が破れて腹水や胸水が貯まっている場合。

③胆石や胆管の狭窄があり、黄だんがみられる場合。

④腫瘤形成性慢性膵炎で、膵がんとの区別が難しい場合、あるいは、がんは否定できても、黄疸や膵管拡張などが見られる場合。

⑤膵管の狭窄が強く膵液の排出が極めて悪い場合。

⑥慢性膵炎が原因で胃や十二指腸に潰瘍や出血などがみられたり小腸が狭窄している場合、このような場合には、手術が適応されます。

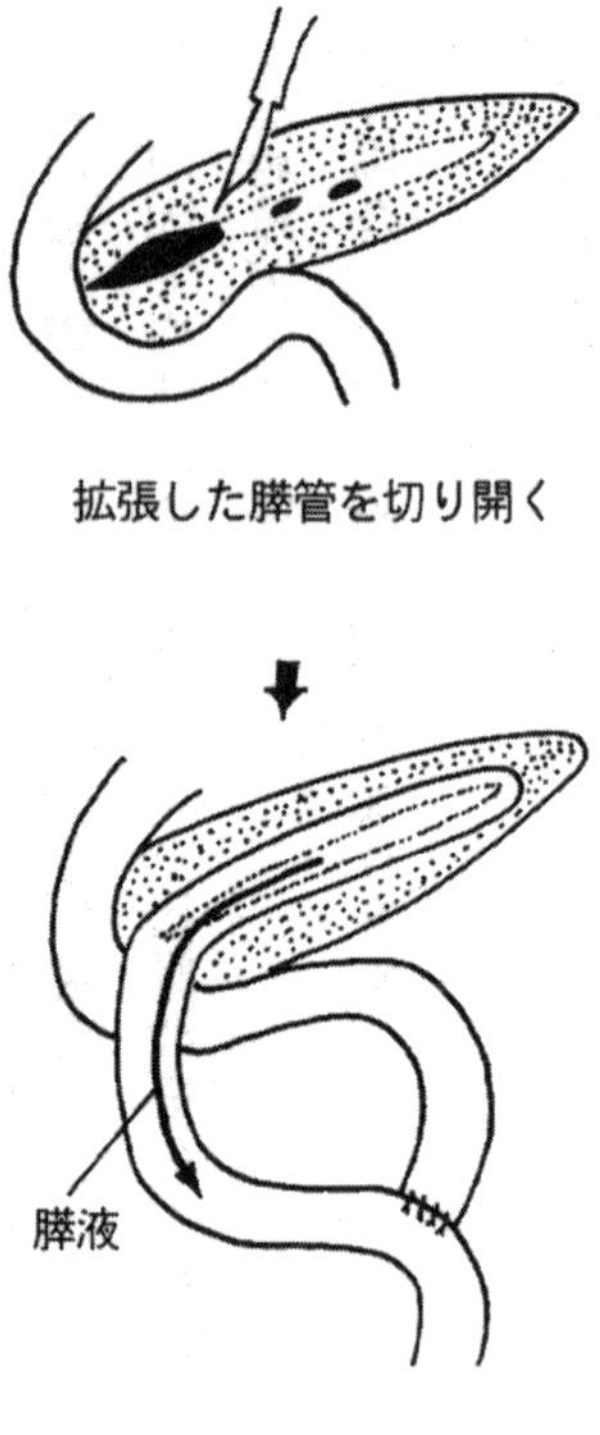
膵管と小腸を吻合する
膵液は吻合部を通って
直接小腸に流れる。

図25　慢性膵炎の手術

手術の目的

手術は、①痛みをとる、②慢性膵炎の原因を除く、③慢性膵炎の合併症を除く、ことを目的として行います。

膵管減圧術

痛みを取るためには痛みの原因を除くことが必要です。

痛みの一つは膵管内の膵液のうっ滞による膵管内圧の上昇によって起こります。その原因は膵管内の膵石や膵細胞の線維化による膵管の閉塞です。

手術としては、まず膵管に沿って大きく膵管を切開します。膵石があれば取り出します。小腸上部の空腸を持ち上げて空腸にも同様の大きさの切開をし、膵管と空腸の切り口を縫い合わせます。膵管と空腸は内腔同志がつながった状態となり膵液は空腸内に流れます。

神経切除術

膵管内の膵液のうっ滞に加えて膵周囲に炎症が及んでいる時、あるいは膵管の拡張

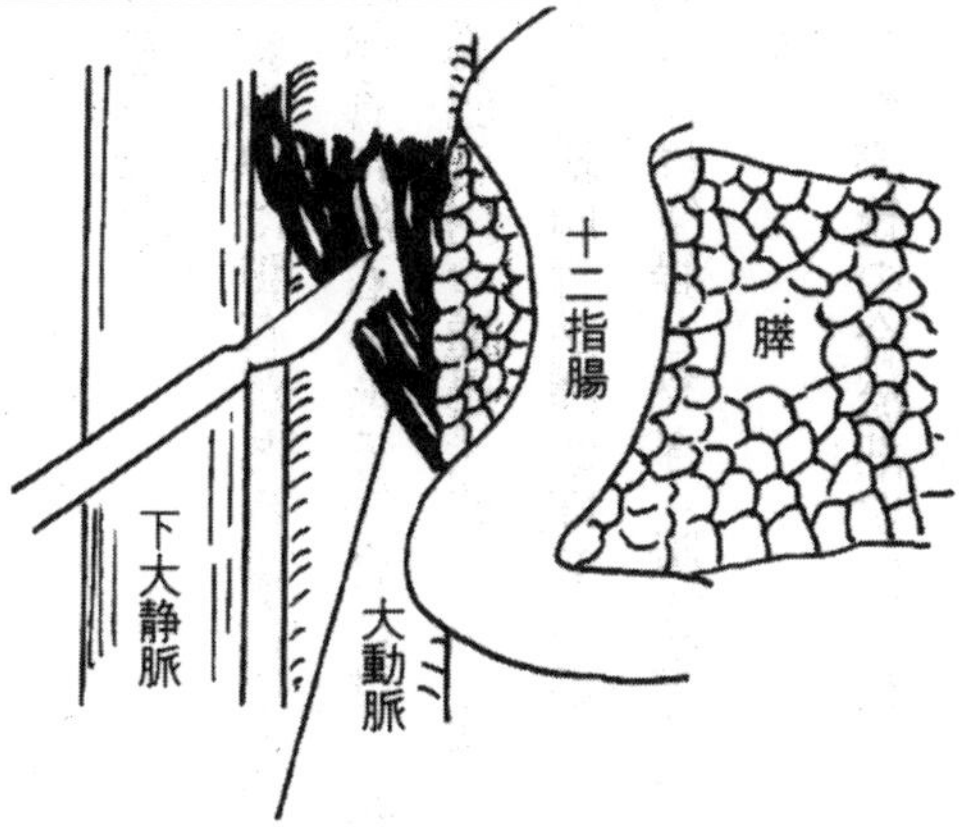

膵頭部の神経叢を切り離す
神経切除術

図26

がみられないにもかかわらず強い痛みがある場合には膵頭部の後方にある膵頭神経叢や、大動脈の周囲の腹腔神経叢を切り離します。

この神経を切ると膵臓の痛みが中枢の方に伝わらなくなり痛みから解放されます。

胆道の手術

胆嚢内に胆石がある場合には、胆嚢摘出術を行います。総胆管に結石のある場合には、胆嚢摘出術に加えて総胆管を切開し、結石を摘出し、総胆管から十二指腸への通過状態をよく調べます。もし、総胆管が膵頭部を貫くところで狭くなっている場合には総胆管と十二指腸または総胆管と空腸を繋ぎ、胆汁が直接小腸内に流れるようにします。胆管内に結石がなくても膵の炎症が強いため胆管が狭くなって黄だんが起こるような場合にも胆管と小腸をつなぎます。

胆管や膵管の合流部が狭くなって胆汁や膵液の流れが悪い場合には、まず、内視鏡により十二指腸の乳頭部を切開し合流部を広げます。

内視鏡で十分拡張できない場合には、開腹手術によって十二指腸の一部を切開し、乳頭部から胆管、膵管を切開し拡げます。

膵切除術

膵の一部が腫れて腫瘤形成性慢性膵炎の可能性が強いけれども、膵がんの可能性も捨てきれない場合には、まず、体外から針で腫瘍を穿刺し、細胞を採取し病理学的診断を行います。しかし、この結果、慢性膵炎と診断されても、なおかつ膵がんの可能性が少しでも危惧される場合には膵切除を行い、切除標本を詳細に顕微鏡で観察します。慢性膵炎と診断し、手術しないで様子を見ていたら、しばらくして肝臓に転移のような影がみつかり、実は腫瘍は膵がんだったといってもあとの祭りです。

腫瘤形成性慢性膵炎が膵体部にある場合には、腫瘍を含めて尾側の膵をとる膵体尾部切除術を行います。慢性膵炎が膵頭部に限局しているときには、、膵頭部を含め膵周囲の十二指腸も切除する膵頭十二指腸切除術を行います。

膵嚢胞に対する手術

慢性膵炎の場合にはしばしば液を貯めた嚢胞を合併することがあります。この嚢胞は膵管の一部が閉塞することによって起こります。膵管内に膵液がうっ滞し膵管の一部が破れ、膵液が膵管の外に漏れて貯留し、徐々に風船のように膨れ、嚢胞となります。

膵液が膵の外に漏れると、胃などが壁になって囲まれた中に膵液が貯留します。しばらく様子を見ても、大きさに変化のない場合には、体外から針で液を吸引すれば、数回で癒ることもあります。だんだん大きくなる場合や繰り返し吸引しても、すぐに液体が貯まるような場合には、嚢胞と胃、または嚢胞と空腸を吻合する手術を行います。

腹水や胸水に対する手術

慢性膵炎に伴ってお腹に腹水が貯まったり、胸に胸水が溜まったりすることがあります。これは膵管あるいは膵管に連続した膵嚢胞が破れて、腹水となったり、あるいは破れたところから胸の方まで細い管状の漏孔が出来て、胸水が溜まったものです。

このような場合には、開腹して膵嚢胞があれば嚢胞摘出術を、膵から腹腔内や胸腔内へ延びていく管があれば管の内容である膵液を腸管内に導くように漏孔腸吻合術を行います。

第六章　膵がん

一　膵がんとは

膵がんとは膵臓に出来るがんのことで、このがんは大きくは二つの種類に分けられます。膵細胞のほとんどを占める外分泌腺（アミラーゼやリパーゼなどの消化酵素を分泌する）から出来るがんと、インスリンなどの内分泌腺（インスリンやグルカゴンなどのホルモンを分泌する）を出す膵島から出来る島細胞がんです。さらに、外分泌腺から出来るがんは、膵液を運ぶ膵管から出来る膵管がんと膵酵素を作る膵腺房細胞から出来る腺房細胞がんに分けられます。

このうち最も多いのは膵管がんで、膵がん全体の90％を占めています。通常膵がんという場合は膵管がんを指します。

二　増え続ける膵がん

日本人の死亡原因で最も多いのは、がんで、ついで、心臓病、脳卒中の順になっています。今日では日本人の3人に1人はがんで死亡すると言われています。

がんの中では、男性は肺がんが最も多く、ついで胃がん、肝がん、大腸がん、膵がん、リンパ系がん、食道がん、胆道がん、前立腺がんの順になっています。女性では胃がんが最も多く、次いで大腸がん、肺がん、胆道がん、肝がん、乳がん、膵がん、リンパ系がん、子宮がんとなっています。

男女あわせると胃がんが最も多く次いで肺がん、大腸がん、肝がん、膵がん、リンパ系がん、胆道がん、食道がん、乳がんとなっています。

胃がんが早期発見、早期治療によって最近では死亡率がやや低下する傾向

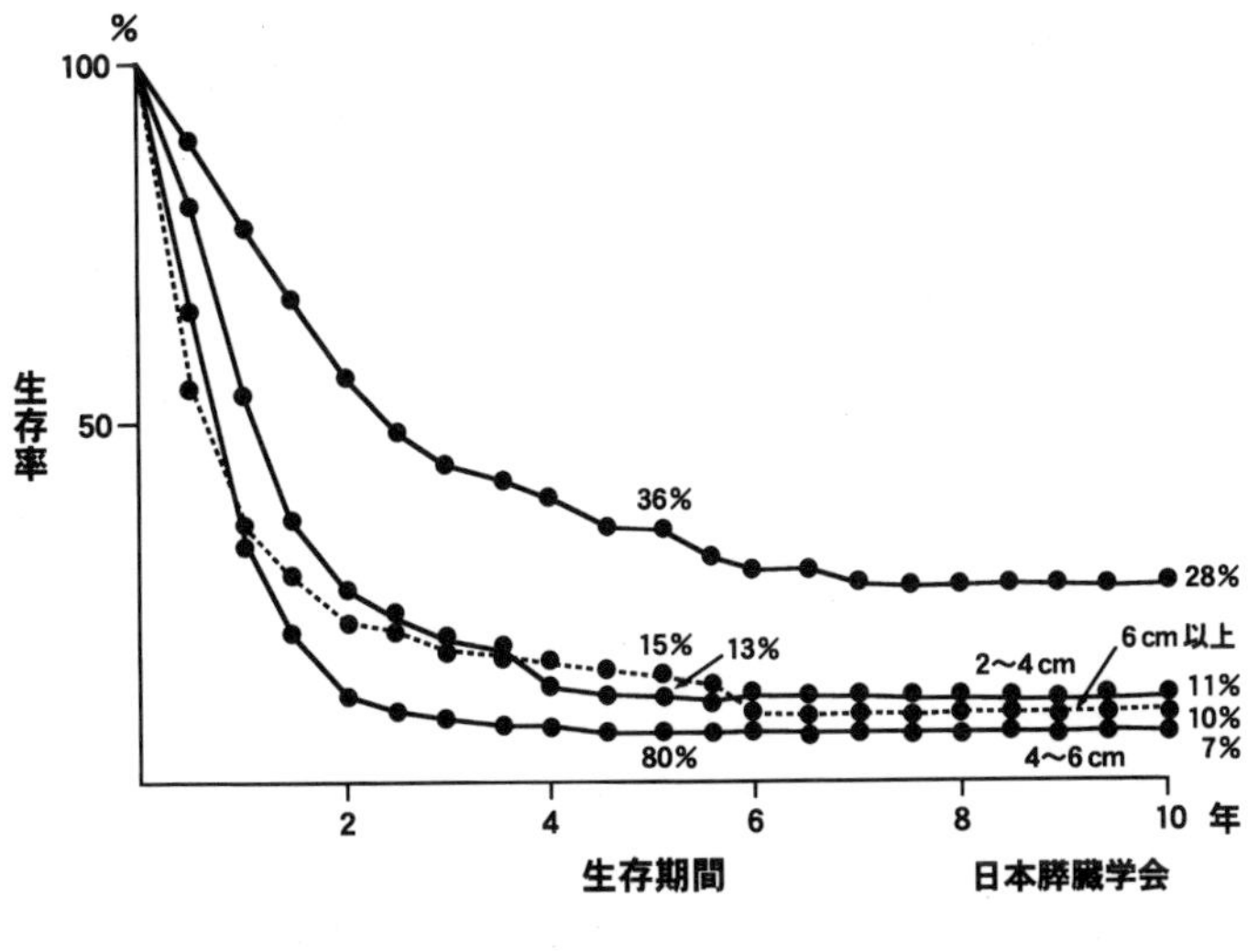

図27　膵がんの大きさと、がんの死亡数の年次推移。

にあるのに対し、肺がん、大腸がん、肝がんおよび膵がんは、年毎に増加しています。

原因としての様式がだんだん西欧化してきたことが挙げられます。特に、肉食に代表される動物性脂肪の摂り過ぎが大きな要因ともなっています。

三　日本人の膵がん

現在わが国における膵がんによる死亡は年間一万九千人（二〇〇二年の人口動態調査）で、うち男性は一万人、女性は九千人で、男女の割合は1.1対1となっています。

膵がんで死亡する人の年齢分布をみると膵がんは年齢と伴に増加し、そのピークは70～80歳にあります。言い換えれば膵がんは高齢者に多いがんであることが分かります。

このことは老化と密接に関係しているとも言えます。

四　膵がんの原因

膵がんの原因として現在分かっているのは肉食とタバコです。

日本におけるがん疫学調査の結果、肉類とくに牛や豚などの獣肉の過剰摂取とタバコが膵がんの死亡原因として明らかになっています。

この結果は、アメリカ合衆国における調査結果とも一致しています。

タバコと肉食

タバコや肉食と膵がんの因果関係は、厚生労働省の計画調査の結果明らかになりました。ここに、紙巻きタバコの本数と膵がんの死亡率についての調査結果があります。

平均して毎日１〜14本のタバコを吸う人はタバコを全く吸わない人と較べ、膵がんの死亡率が約1.5倍に増加し、１日あたり15〜29本吸う人は1.6倍、30〜39本吸う人は1.7倍、40〜49本吸う人は1.8倍、50本以上吸う人は2.6倍に死亡率が増加していることが分かったのです。

このように、タバコの本数と膵がんによる死亡率には関連性があり、タバコと膵がんの明らかな因果関係を示しています。

肉とタバコと膵がんの関係についても興味ある調査結果が報告されています。

タバコを吸わず、肉もたまにしか食べない人に比べると、タバコは吸わないけれど肉は毎日

図28　タバコの本数と膵がん死亡

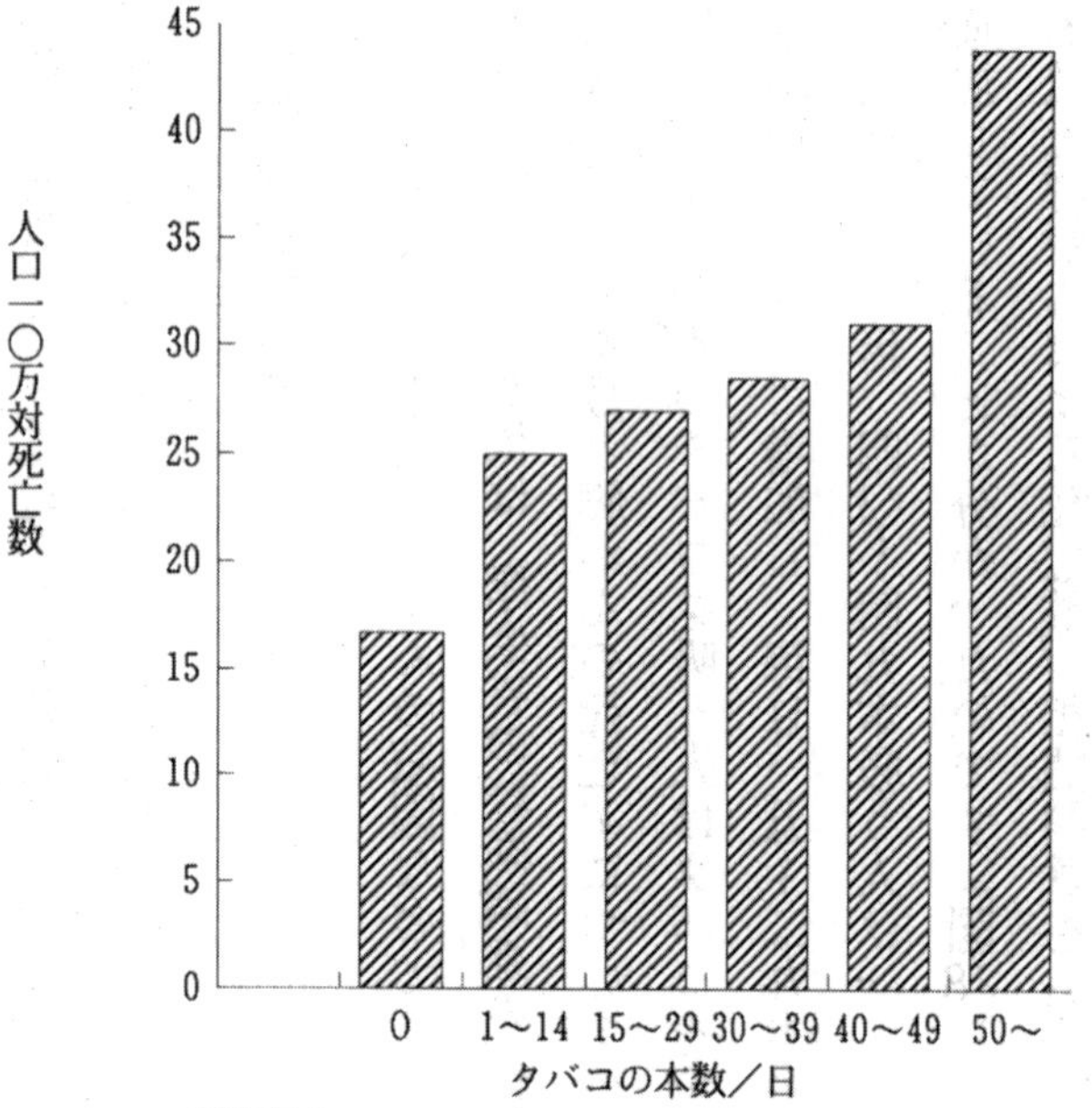

計画調査

（平山　雄：予防ガン学, 1987）

食べる人の膵がん死亡率は1.25倍に増え、タバコを毎日吸うけれど、肉は食べない人は1.53倍に、タバコを吸い、肉も毎日食べる人は、1.88倍に増加していたのです。

すなわちタバコと肉食は互いに、膵がんの死亡率を高める相乗作用を示しています。

肉食はなぜ悪い

食事で肉を食べると、肉は胃の中で胃液によって消化され、肉に含まれるアミノ酸や動物性脂肪が十二指腸に入ります。蛋白、脂肪を含んだ胃液は十二指腸粘膜を刺激し、コレシストキニンという消化管ホルモンが分泌されます。このコレシストキニンは、膵臓に働いて、膵液中のアミラーゼやトリプシノーゲン、リパーゼといった食物を消化する膵酵素の分泌を刺激します。

肉を食べた結果、膵酵素が多量に出て肉の脂肪や蛋白質が消化されることは全く理にかなったことです。ただ、肉食が毎日のように続くと様相が違ってきます。コレシストキニンの分泌は刺激され続けるため、膵臓は絶えず多量の膵酵素を出すようになります。そのために、膵酵素の合成がフル回転で行われます。膵細胞自体の活動は非常に活発になり、細胞自体が肥ってきます。

これを膵臓の栄養効果といいます。この現象をコントロールしているのは細胞内の核酸、DNAです。すなわち、肉食を多量に取り続けるとコレシストキニンが膵細胞の表面の受容体を刺激しDNAへ信号を送り続けます。

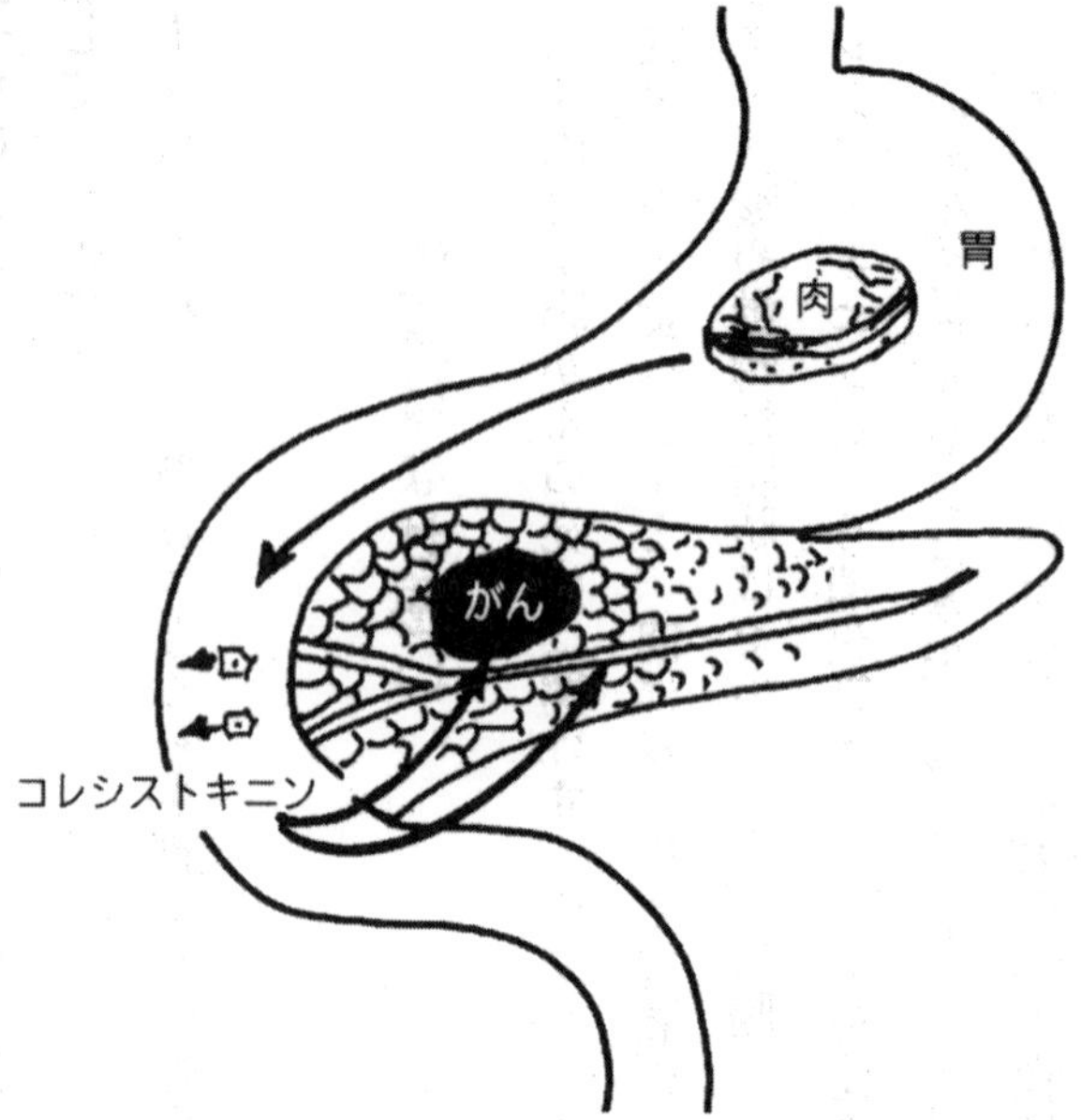

肉汁や脂によって出たコレシストキニンが発がんのきっかけになる

図29

DNAへの過刺激が膵細胞の増殖を招き、その過程でがんが発生するとと考えられます。

タバコと発がん

タバコは肺がんの原因としてよく知られています。

疫学調査の上から明らかなようにタバコは膵がんとも深く関わっています。タバコによって膵がんが何故起こるのでしょう?

タバコには、発がん作用のあるホルムアルデヒド、タール、二酸化窒素などが含まれています。

　このような物質は肺を刺激するだけでなく、肺から吸収されて、血液中に入り全身を駆け巡ります。これらの物質が膵細胞を通ると、膵細胞のＤＮＡを刺激して、発がん作用を起こします。

　このほかに、タバコには胃液の分泌を促がす作用すなわち迷走神経を刺激する作用があります。

　迷走神経への刺激は胃液分泌のみならず膵液分泌も刺激します。迷走神経への刺激によって胃液の分泌が高まると大量の胃液が出ます。

　この胃液が、十二指腸に入ると粘膜中のコレシストキニンの分泌を刺激し、膵細胞に働いて膵酵素の分泌を刺激します。

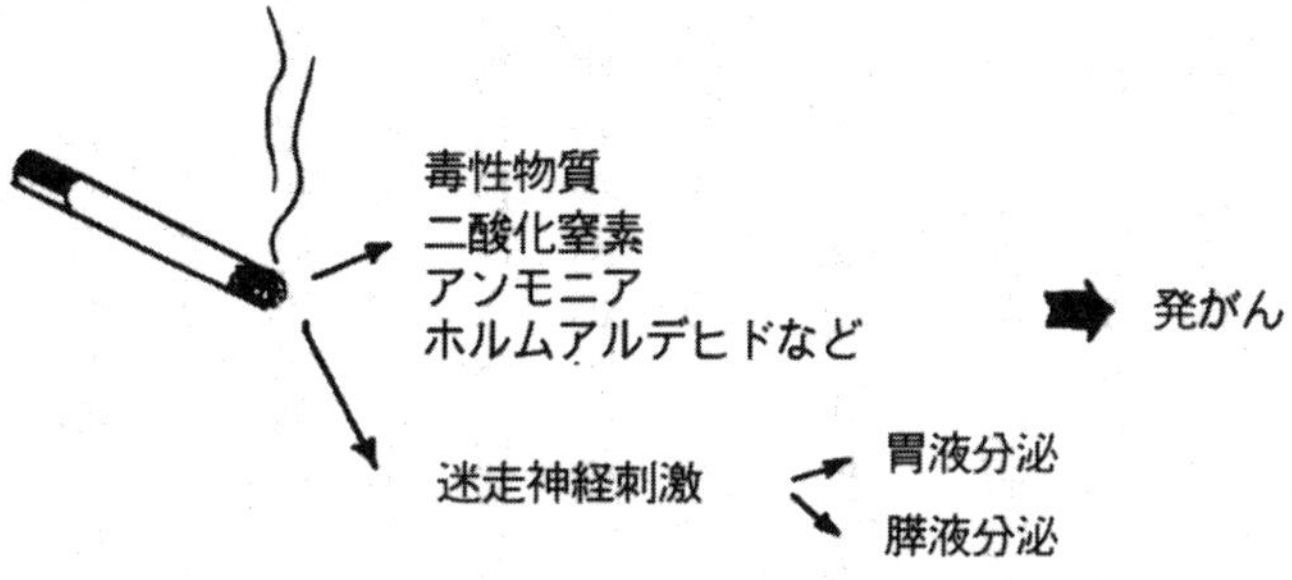

図30　タバコは発がん物質を出す

また、迷走神経は膵細胞を直接刺激し、膵酵素の分泌を促します。

タバコを毎日のように吸うと常に膵細胞に連続的な刺激が加わります。膵細胞の中ではDNAが盛んに刺激され、栄養効果によって膵細胞は肥大します。この過程でタバコから吸収された発がんを促進する物質が作用すると膵がんが誘発されると考えられます。

アルコールと膵がん

アルコールは、急性膵炎や慢性膵炎の原因ではあっても膵がんの原因にはならないとされています。

ラットやハムスターを使った動物実験では、アルコールによってがんはむしろ抑制されるとされています。

これは、アルコールにがんの原因となる活性酸素を抑制する作用があるからだと考えられます。しかし、アルコールには食道がんの発生を促進する作用があり、また、膵炎の原因になることは前に述べたとおりで、飲みすぎはよくありません。

コーヒーが膵がんに関係？

今から十数年前にコーヒーが膵がんの原因となることが、アメリカの有名な医学雑誌で取り上げられたことがあります。

この時は、コーヒーを愛する人の多いアメリカ国中が大騒ぎになり、このニュースは日本にも大きく報道されました。この原因としてコーヒーに含まれるカフェインが指摘されました。

その後、がんの原因としてのカフェインの真偽を明らかにするために、カフェインを多く含む紅茶についての調査がなされました。

アメリカで紅茶をよく飲むのは、コロラド州のデンバーに多く居住するモルモン教徒の人たちです。そこでモルモン教徒に膵がん発生率が高いかどうか調査がなされました。

しかし、その結果は、平均的なアメリカ人の膵がんによる死亡率と全く変わらず、カフェインは膵がんに関係がないことが明らかになりました。

現在ではコーヒーと膵がんについては、関係がないだろうということになってます。

糖尿病は？

膵がんの原因として従来から指摘されているものに糖尿病があります。

膵がんに罹っている人を診察してみますと、60～70％の人が糖尿病を患っています。

このことから糖尿病が膵がんの原因ではないかと考えられたのです。しかし、ラットを用いた多くの動物実験では、糖尿病に罹っているラットの膵がん発生率は意外に低いことが判明しました。実際、糖尿病の治療を長年続けている人でも膵がんの発生率は、決して高くないとされています。

膵がんになると、膵管が閉塞するために膵細胞が破壊され、そこに線維化が起こり随伴性の慢性膵炎になります。このような慢性膵炎状態が続くと、やがてB細胞が萎縮して糖尿病が発症します。このような膵がんに続いて起こる糖尿病を二次性の糖尿病といいます。

すなわち、この場合の糖尿病は、膵がんの原因ではなく結果と考えられます。

五　膵がんの進展

膵がんは転移を起こしやすい

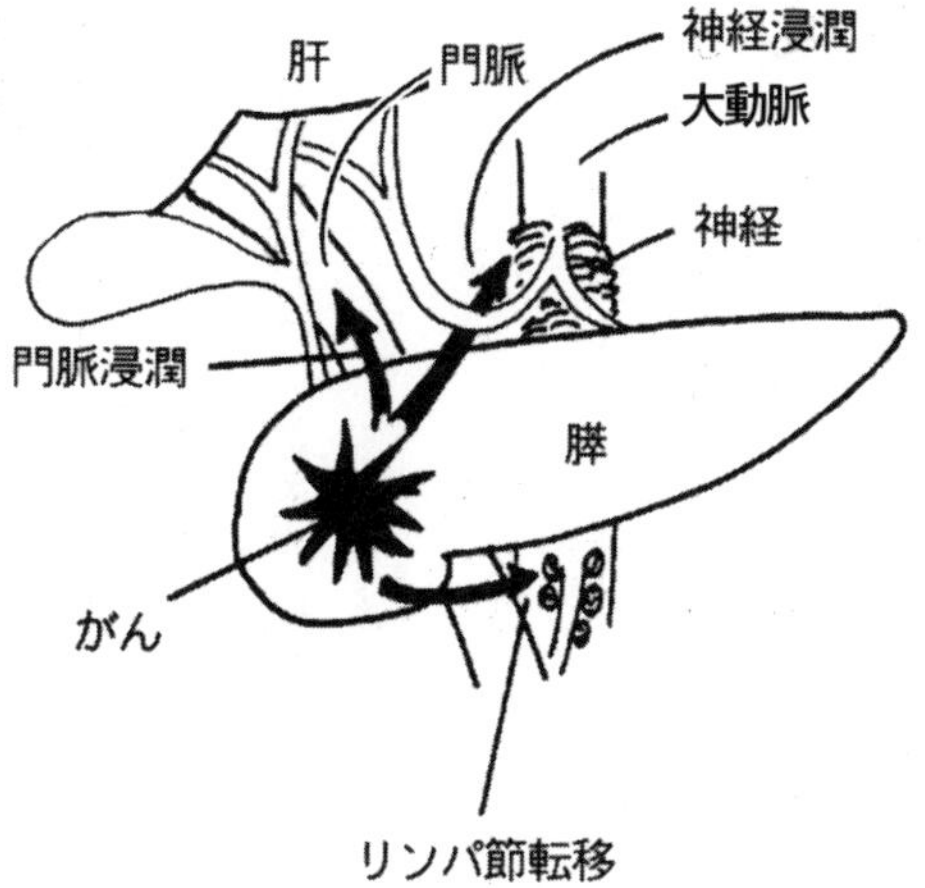

図31　膵がんの進展

膵臓は、胃の後方にあり、膵頭部の後面は下大静脈に、膵体部の後面は大動脈に接しています。

これらの血管の周囲には、神経やリンパ管が網の目のように張り巡らされているために、がんが大きくなると、がん細胞はこれらの神経やリンパ管に入ります。

このために膵がんは胃がんや大腸がんと較べると周囲に広がりやすく、

容易にリンパ節転移や神経浸潤を起こします。また膵頭部の後面には門脈が膵臓に接して走っており、門脈にそそぐ細い静脈の枝が膵臓の中をくまなく巡っています。

それにより、膵がん細胞は簡単に門脈内に入ることになります。門脈は肝臓に栄養を送る血管として肝内に行き肝細胞を取り巻くように網の目状に広がっているため、一旦、門脈内にがん細胞が入ると、すぐに肝に到達し、そこで徐々に発育します。これが肝転移です。

このように、膵がんはリンパ節転移、神経浸潤、肝転移をきわめて起こしやすいがんです。

栄養が悪くても育つ膵がん

膵がんを輪切りにして断面を見ると、白っぽいがんであることが分かります。

これは膵がんが血管に乏しいがんであることを示しています。顕微鏡で見ると、がん塊のほとんどはコラーゲン線維で出来ておりがん細胞は線維の中にまばらに存在しています。

通常、がん細胞は血液から栄養を取って大きくなりますが、膵がんは、あまり血液がなくても育つがんです。

すなわち膵がんは、どのような場所でも生育するがんで、しかも肝転移、リンパ節転移、神経周囲浸潤を起こしやすい極めて悪質ながんと言うことが出来ます。

六　膵頭部がんの症状

膵がんは膵臓に出来るがんで、80％は膵頭部に、13％は膵体部に、7％は膵尾部に出来ます。

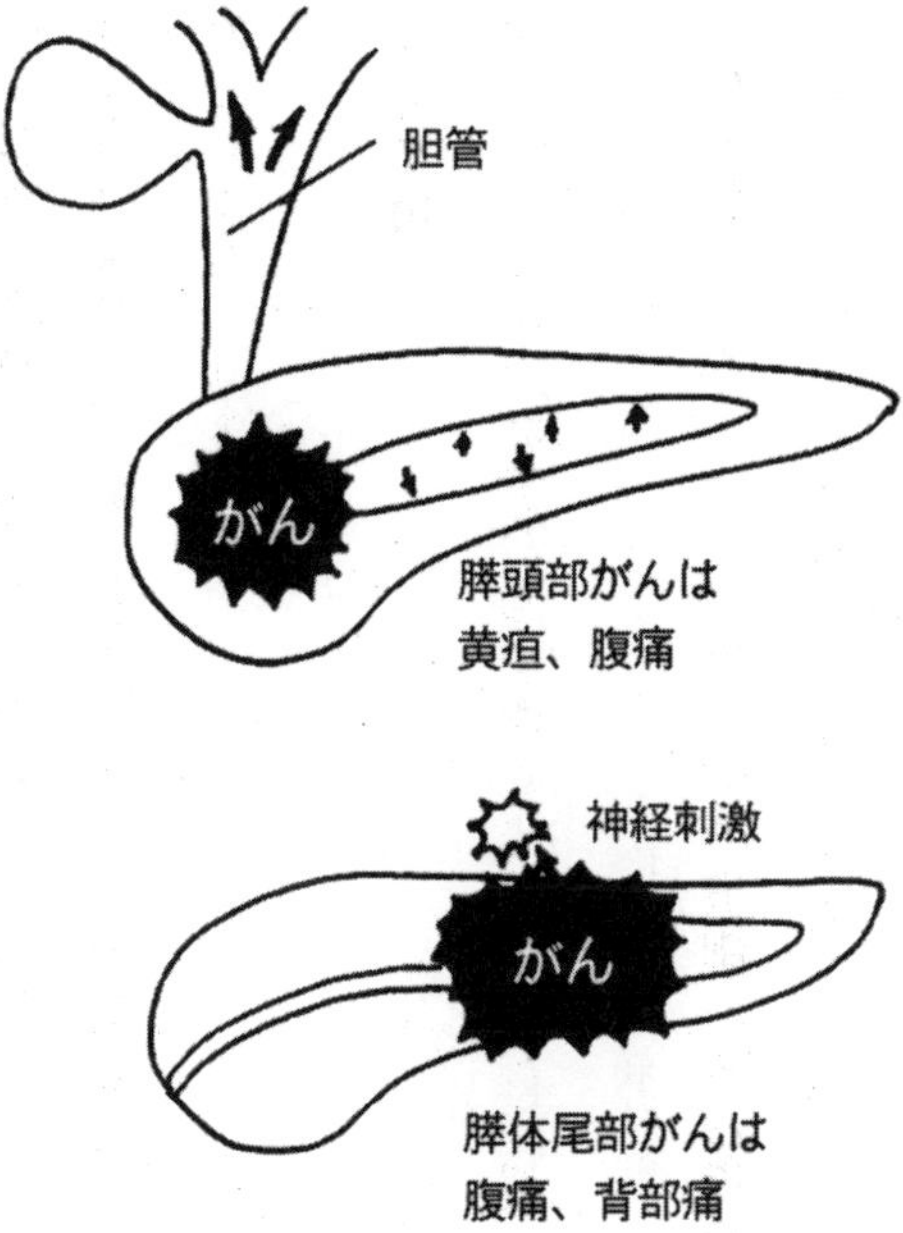

図33　がんの部位と症状

膵がんの症状は、がんが膵臓のどの部分に出来るかによって異なります。先ず、膵頭部がんは、十二指腸に近い膵頭部に出来るため、腹痛と黄だんが特徴的な症状です。

腹痛

膵がんは膵管細胞から発生することが多く、発生の早い時期から主膵管が閉塞します。膵管がつまると、膵液が膵管内にうっ滞を起こし膵管は緊満状態となり、この内壁の刺激が痛みを起こします。この痛みの多くは1~2週間で治まってきます。

これは膵管の閉塞が取れたのではなくて、内壁の緊満状態が長い間続いた結果、神経が麻痺したためです。

黄だん

膵頭部にできたがんが膵臓の裏側を通っている胆管を閉塞すると黄だんが出てきます。胆管を流れる胆汁の流れが遮断されると胆汁が肝臓内にうっ滞し、血液中へ逆流します。

胆汁は黄色い色素に富んだビリルビンを含んでおり、血液中に入ると皮膚が黄色くなり黄だんとなります。

黄だんになると、肝臓の働きが悪くなるため、解毒作用が低下します。身体がだるくなり、食欲がなくなったり、吐き気が出たりします。黄だんはつらい状態ですが、逆に黄だんの出現によって胆管の近くに出来た小さな膵がんが発見されるようになります。

ただ、膵頭部がんでも胆管から離れたところに出来たがんでは、黄だんの出る時期は遅くなります。

食欲不振と痩せ

膵管がつまって膵液が十二指腸に流れなくなると、膵液中の消化酵素である炭水化物を分解するアミラーゼや、蛋白質を分解するトリプシン、脂肪を分解するリパーゼなどが腸の中に出なくなります。食事をしても消化が出来なくなり、腸からは栄養が吸収されなくなります。

この状態が続くと、身体自身が食事を受け付けなくなり食欲不振が起こり、やがて、痩せて体重がみるみる減ってきます。

膵頭部がんの進行

大きさが２cm以上ある膵頭部がんでは黄だんに加えて、強い痛みが起こる場合があります。

これはがんが大きくなり膵頭部の裏側にある膵頭神経叢という神経の固まりを刺激するためです。膵がんの痛みは鈍くまた長く持続し、腹痛に加え、背部痛として出てくることもあります。

軽い痛みは、坐薬や鎮痛剤の服用などでおさまりますが、がんが神経に深く入り込んでいる場合におこる痛みは、鎮痛作用の強いソセゴンのような非麻薬性鎮痛剤、あるいはモルヒネのような麻薬を使わなければ治まりません。

七　膵体尾部がんの症状

乏しい初期症状

膵体部から膵尾部にかけての膵体尾部がんは、胆管から離れたところに出来るため黄だん症状は出ません。

膵体部の小さながんでも、膵管を閉塞することにより膵液のうっ滞を起こしますが、うっ滞する範囲が膵頭部がんと較べ、少ないため、痛みも軽くなります。ほとんどの場合、痛みは一時的で自然に消えます。

小さな膵体尾部がんは、痛み以外にこれといった症状が出ないため、初期に見つけることは非常に困難です。

痛みで見つかる進行がん

膵体尾部がんが大きくなると膵体部の裏にある大動脈の周囲にある腹腔神経叢にくい込んできます。この神経を刺激すると非常に強い、鈍く耐えがたい痛みが腹部から背中にかけて持続的に起こります。

ひどくなるとソセゴンやモルヒネのような鎮痛薬や麻薬を使わなければ、夜も眠れなくなります。膵体尾部がんのほとんどは腹部から背中にかけての持続性の痛みが出てはじめて診断されます。

言い換えれば膵体尾部がんはかなり大きくならないと見つからないのです。膵体尾部がんは、しばしばお腹の上から触れることができます。痛みが強いため食欲はなくなり、体重も減ってきます。膵体尾部がんも膵頭部の方まで延びてくれば黄だんが出てきます。

八　小さな膵がん発見のきっかけ

膵がんは大きさが２cm以上と２cm以下では手術後の予後に明らかに差が見られます。膵がんは膵臓の周囲に広がり転移しやすい性質を持っていますが、２cm以下の小膵がんは、周囲への広がりも少なく、完全に切除できる可能性があります。そのためには、出来る限り小膵がんを見つけなければなりません。

それでは、どのような症状がきっかけで小さな膵がんが見つかるのでしょうか。

図34　小さな膵がん発見のきっかけ

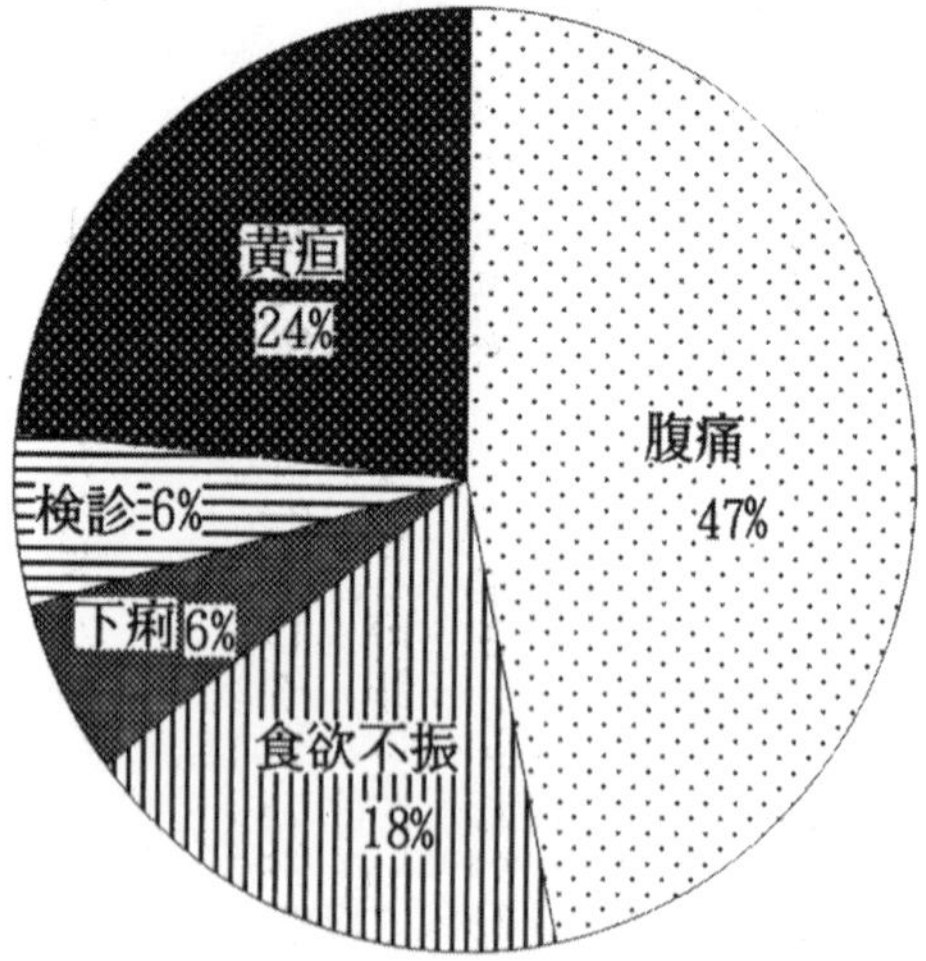

小膵がんの症状

私が経験した小膵がんに罹った30人の患者さんをみると、最初に医院や病院を訪れたきっかけは、腹痛が47％、黄だんが24％、食欲不振が18％、下痢が6％、超音波検査で偶然発見されたのが6％でした。

このうち、腹痛や食欲不振、下痢といった症状は食べ過ぎや飲み過ぎ、疲れ、あるいは風邪をひいたときにも見られる症状です。

ほとんどの医師は、これらの症状が膵がんの症状とは考えないのが普通です。単なる腹痛として、胃腸薬を出すだけでおしまいです。

事実、2～3日ですっかり症状がとれることがほとんどです。ただ、この30人

図35　膵がんの検査の順序

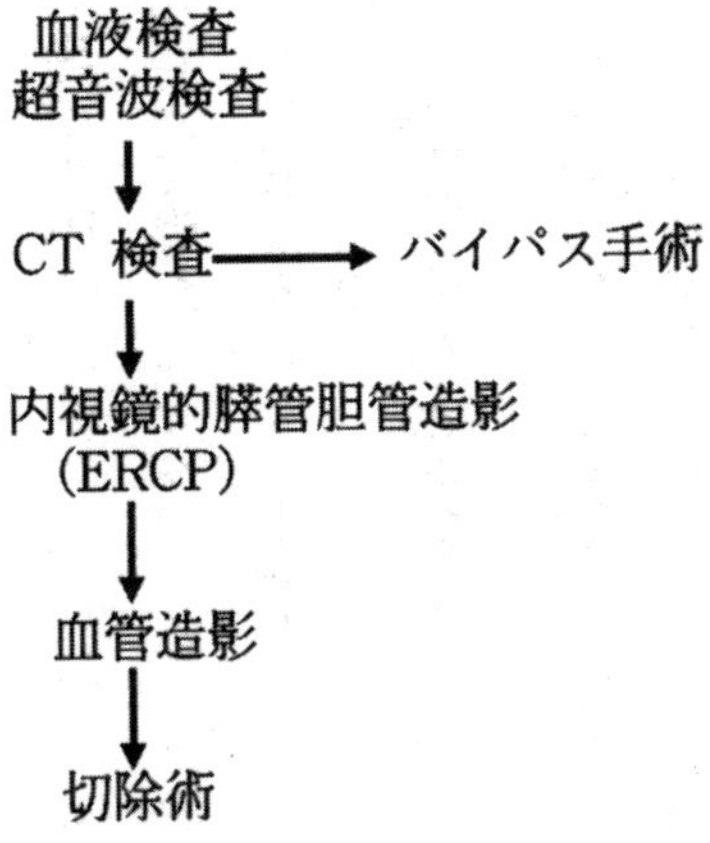

の患者さんを診察した医師達は、少し違ったのです。

患者さんの話をよく聞き、念のためお腹を超音波検査で注意深く診察したのです。

そして膵管や胆管が拡がっているのを見つけて、大きな病院で、もう少し詳しい検査をするように勧めたのです。

黄だんの症状から膵がんを診断するのは簡単です。しかし一般的なお腹の症状だけで膵がんのことまで考える医師は、やはり本当の名医でしょう。

小膵がんと黄だん

このようないろいろな症状で小膵がんと診断された患者さんは、最初の診断から2

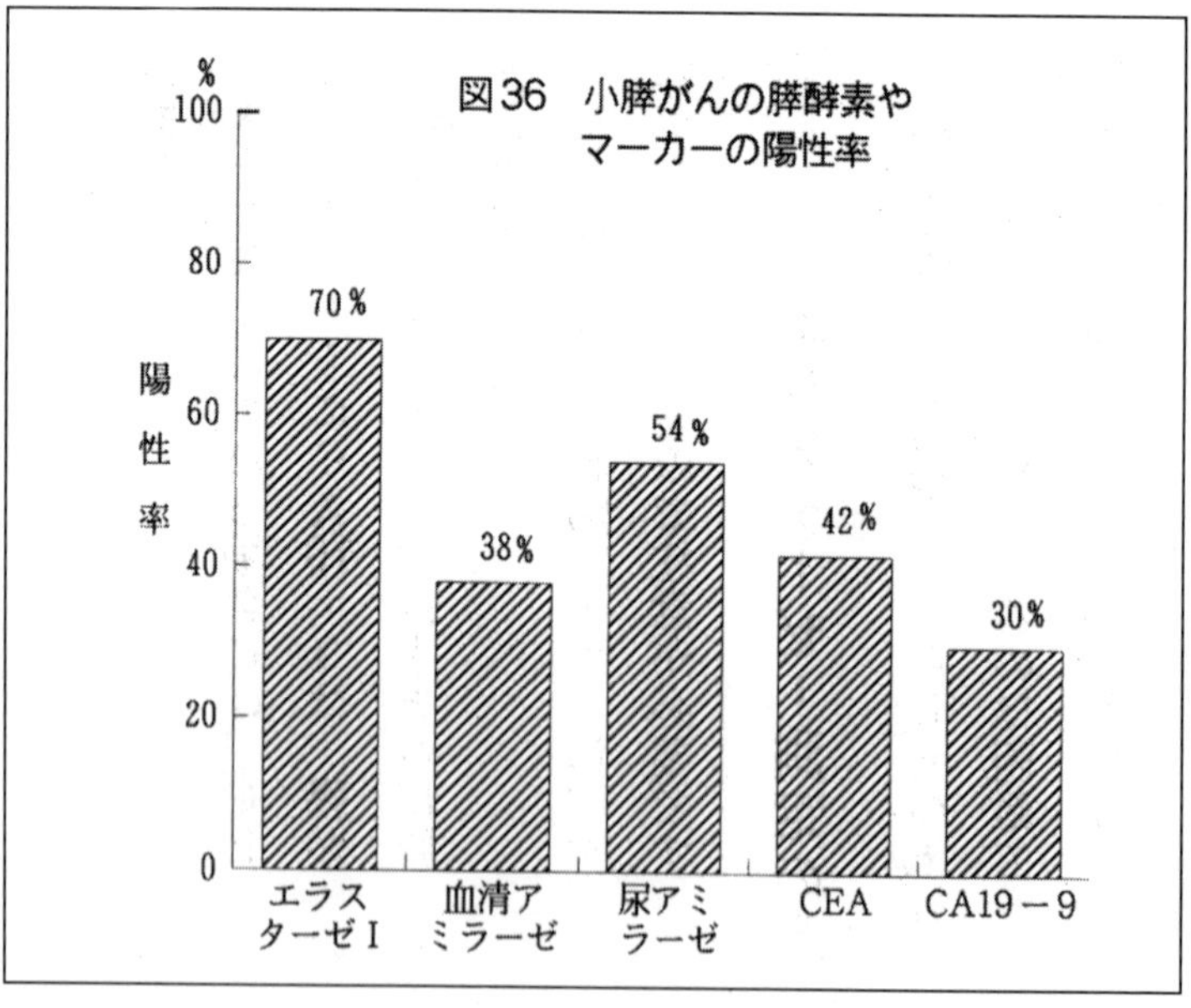

～3週間後に入院するときには、約60％が黄だんになり、その後、1～2週間経って手術を受けるときには、約70％に黄だんが出てきます。膵頭部のがんが徐々に胆管を圧迫して黄だんが出てくるのです。

九　膵がんの診断

膵がんの診断を下すには検査が必要です。その場合には、まず、患者さんにとって簡単で苦痛を伴わず経済的にもあまり負担にならない外来で出来る検査から行います。

血液検査

まず最初に行うのが採血です。一般の血液検査に加え、黄だんの有無を知るための血清ビリルビン、血清中、尿中のアミラーゼやエラスターゼなどの膵酵素、腫瘍マーカーであるCEAやCA19-9などの検査を行います。大きな膵がんではCEAやCA19-9などの腫瘍マーカーの値が上昇します。とくにCA19-9は、がんの存在をよく表しており、正常値よりも高ければ、膵がんもしくは胆管がんの可能性を疑う必要があります。

ただ、このような腫瘍マーカーは、タバコを吸う人や気管支炎、黄だんだけでも上昇することがあるので注意が必要です。

エラスターゼ測定の意義

小さな膵がんでは、CEAの上昇するのは40%、CA19-9は30%ですので、腫瘍マーカーだけに頼って膵がんと診断するのは困難です。

ただ、膵酵素の一つである血清エラスターゼは、2cm以下の小膵がんでも70%が上昇します。

ちなみに血清アミラーゼは小膵がんの38%が、尿アミラーゼは54%が上昇します。

このような膵酵素や腫瘍マーカーに異常があればさらに検査をすすめます。

超音波検査の有用性

超音波検査は外来で簡単に出来、全く苦痛を伴いません。

上向きに寝てお腹にプローブをあてて検査します。膵がんが大きければ、がんそのものがうつし出されます。小さい場合には、拡張した膵管や胆管やふくれあがった胆嚢などがうつります。

超音波の所見に異常がみつかれば、さらに検査をすすめます。

治療方針の決め手はＣＴ検査

次に行うのはＣＴ検査です。ＣＴ検査では膵を含めて腹腔内臓器全体をよく観察できます。造影剤を点滴しながら検査を行います。

２cm以上の膵がんは造影ＣＴ検査では、はっきりと黒い影としてうつし出されます。小さながんでは腫瘍はみえなくても拡張した膵管や胆管、大きく膨れ上がった胆嚢がみえてきます。もし、がんが肝臓に転移していれば、肝臓に黒く抜けた影がうつります。

大きい転移リンパ節もＣＴでよく分かります。がん性腹膜炎では腹水が溜まっているのが写りま

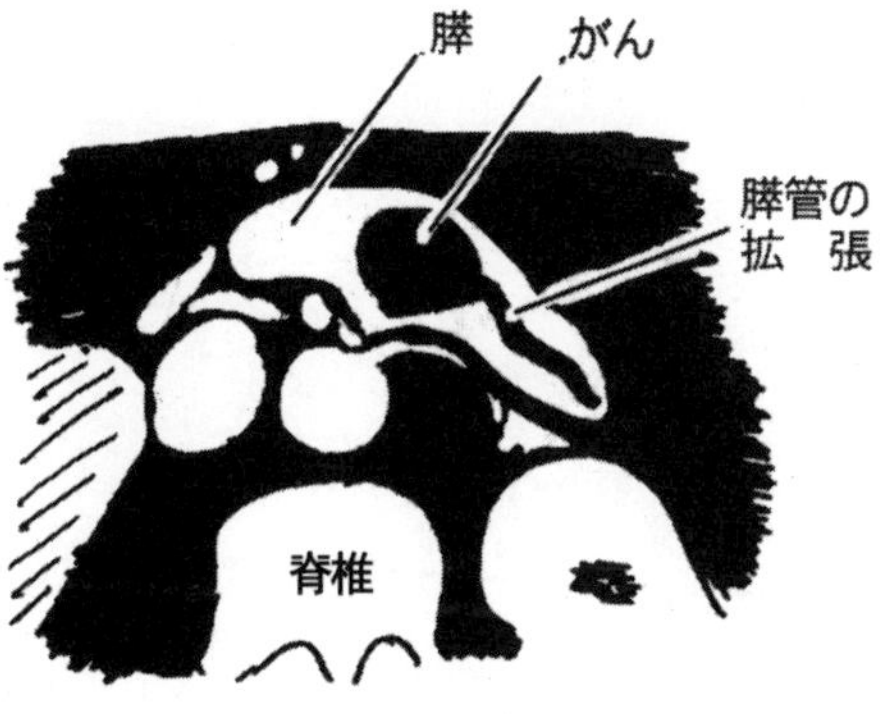

図37　膵体部がんのＣＴ像

す。ＣＴで肝転移やがん性腹膜炎がみつかれば、膵切除をする意味はありません。

ＣＴ検査で膵周囲の大きい血管、たとえば肝臓へ行く肝動脈や腸へ行く上腸間膜動脈といった血管が腫瘍で押しつぶされている場合も膵切除をする意味はありません。

ＣＴ検査の結果、肝転移や腹水がなく、大きい血管にもがんが及んでいないとなれば、手術によってがんを摘出出来る可能性がありますので次の検査に進みます。

進展範囲を知るＥＲＣＰ

ＥＲＣＰは内視鏡的逆行性胆管膵管造影検査のことで、口から飲み込んだ内視鏡によって膵管と胆管に造影剤を入れてうつし出す検査です。

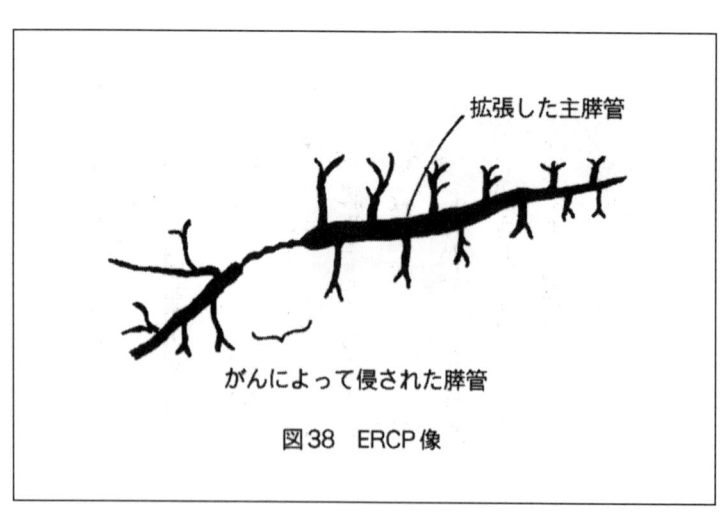

図38　ERCP像

うつし出された膵管や、胆管が虫食い状になっていれば、がんに侵されていることを示します。この検査によってがんの範囲を知ることが出来ます。

この検査は直径１cm位のファイバースコープを飲むために、かなりの苦痛を伴います。したがってCT検査の結果、切除の可能性があると考えられる場合に行います。

手術のための血管造影

今までの検査結果から、切除の可能性がある膵がんと診断されれば、次に血管造影を行います。血管造影は、腹腔動脈に造影剤を一気に入れて膵臓、肝臓などに分布する血管をレントゲンでうつす検査です。造影剤を入れた瞬間、腹部から背中にかけて焼けるような痛みが走ることがあります。そのためにこの検査は、手術の決まった患者さんに行います。

血管造影によって膵や肝への血管の走り方が分かります。また、血管壁の様子をみればがんが血管を侵しているか否かを知ることが出来ます。

一人一人の顔が違うように血管の走行も異なるため、手術をする上で血管の走行を知ることは大切なことです。膵臓の切除をするときには必ずその部分を養っている血管も切らなければなりません。しかし、その血管を切ったためにほかの部分まで血液が流れなくなれば大変なことになります。大きい動脈にがんが食い込い込んでいなければ、手術は安全に出来ることになります。

膵臓に接して走る門脈にがんが食い込んでいる場合には、その部分の門脈を切り取り、病巣をとることが出来ます。

このように血管造影は、安全にまた確実に手術が行えるかどうかを判断する上で重要な検査です。この検査が終わればいよいよ手術です。

十　膵がんの治療

膵がんの治療の基本は、手術によるがんの摘出です。がんを手術によって完全に取り除くことが出来ればこんなよいことはありません。ところが、膵がんは胃がんや大腸がんなどとは違って症状が出にくく、発見時に進行がんの場合が多く、手術の出来る例は意外に少なく、全国統計では切除可能例は膵がん全体の39％にすぎません。あとの61％は切除出来ない膵がんです。

切除が出来ないのは、がんが周囲の血管などに食い込んだり、肝臓に転移を起こしたり、がん性腹膜炎になっているからです。

切除手術が可能な膵がんは、がんが動脈や門脈に浸潤せず、肝転移やがん性腹膜炎を起こしていない場合です。

このようながんに対する手術法は、がんがどこに出来ているかによって大きく2つに分かれます。

膵頭部がんの場合には、膵頭十二指腸切除術を行い、膵体部がんや膵尾部がんの場合には、膵体尾部切除術を行います。

がんが膵臓全体に拡がっている場合には膵を全部摘出する膵全摘術を行います。

十一　膵頭十二指腸切除術

膵頭十二指腸切除術は、膵頭部がんに対する手術法です。膵頭部にあるがんを取ろうとすればどうしても十二指腸を含めて切除しなければなりません。

十二指腸は膵頭部を囲んでおり、十二指腸を養っている血管は膵頭部を養っている血管と共通なため、膵臓と十二指腸は分けることが出来ないのです。また、膵頭部がんが進行すると、十二指腸へも浸潤します。

膵頭十二指腸切除術では、膵頭部とともに胃の約2分の1と十二指腸と十二指腸から続く空腸を約10センチメートル、および胆嚢と総胆管を摘出します。

リンパ節の郭清

膵がんはリンパ管から膵周囲のリンパ節へ転移し、また、膵周囲の神経に浸潤して拡がって行きます。

このようなリンパ管や神経は網の目のようになって動脈にまとわりついています。手術では、転移や浸潤の可能性のあるリンパ節や神経を取り除く郭清をしなければなりません。

血管ごと取れば簡単ですが、血管は肝臓や胃腸などの臓器が生きていくための重要な栄養路ですから、取ることはできません。

そのために、血管だけを残し血管周囲の組織はすべ

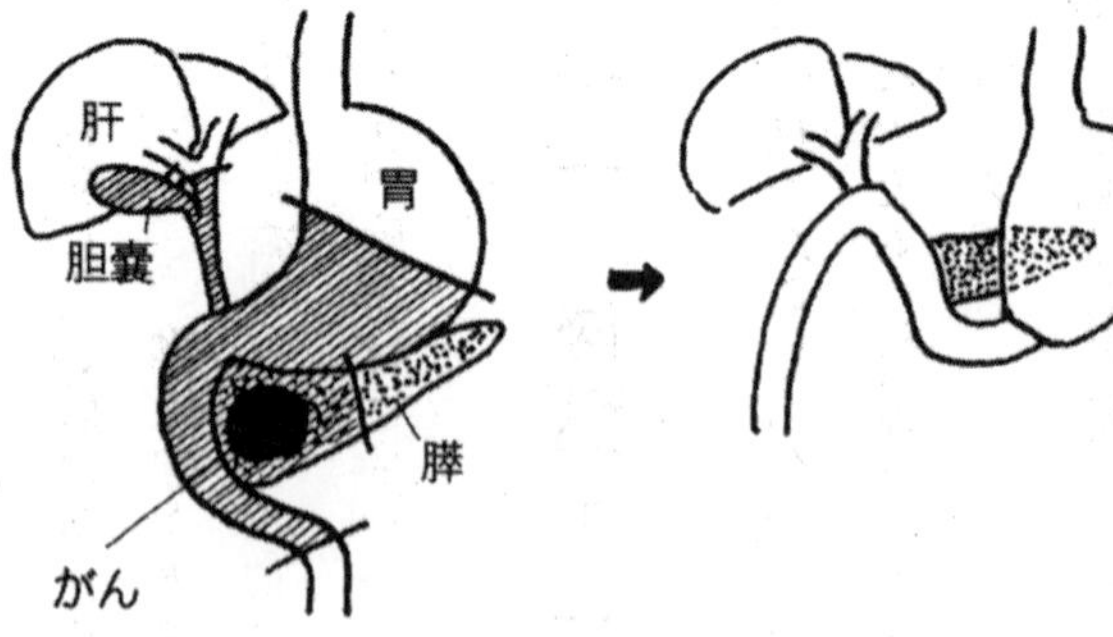

図39　膵頭十二指腸切除術

て取り除くようにしてリンパ節や神経を郭清をします。

拡大手術

膵がんが進行すると、がんは、リンパ節や神経だけではなく、しばしば、膵の後面にある門脈にも浸潤します。

このような進行がんに対して、膵臓の一部だけを残して、門脈の一部の切除を含めてリンパ節、神経などを徹底的に郭清しようとするのが拡大手術です。

切除後の再建

胃や十二指腸や胆嚢などとともに膵頭部を摘出し、血管周囲の組織を郭清することによって、がんを腹腔内から取り除くことが出来ます。そのあとは残った臓器をつなぎ合わせて食事が出来、消化吸収が十分に行われるようにしなければなりません。これを消化管の再建といいます。再建の方法にはいくつかの方法があります。

私どもが行っている生理的な再建方法は次の通りです。まず胃と小腸をつなぎ、胃内の食物が小腸内にまっすぐに入るようにします。

次に膵臓の切断端を小腸の側壁につなぎ、膵液が小腸内に流れるようにします。最後に、胆管の断端と小腸壁をつなぎ胆汁が小腸に流れるようにします。

この方法は、胃、膵、胆管が一直線状に並んでおり、生理的な状態に近い再建法です。食物が胃から小腸に移動する過程でその刺激を受けて膵液と胆汁が小腸内に入るため、手術後の消化吸収状態も大変すぐれています。

この他の方法としては、小腸の断端をまず膵臓とつなぎ、次に胆管と小腸をつなぎ、最後に小腸と胃をつなぐ方法があります。

もう一つの方法としては、小腸の断端を胆管とつなぎ、次に膵臓と小腸をつなぎ、最後に小腸と胃をつなぐ方法です。

これら二つの方法は、膵頭十二指腸切除術手術が行われるようになった初期の頃から盛んに行われている方法です。食物が胆管や膵の方向へ行かないため、胆管炎や膵炎を起こさない安全な方法として今でもよく行われています。ただ食物が小腸全体を通らないため、われわれの方法に較べると消化吸収能力が劣ります。

手術の合併症

膵頭十二指腸切除術は、高度な技術を要し、手術後の合併症も胃や大腸の手術にくらべると多くみられます。合併症を起こす主な原因は膵と小腸をつなぐのが難しいからです。

膵から出る膵液は、活性化するとすぐに蛋白質を消化します。腸も蛋白質から出来ているために、膵と腸をつないだ部分から膵液が漏れると、膵と腸がつながらないどころか腸の表面が溶かされて腸に穴が開き、その穴から膵液や腸液が腹腔内に洩れるようになります。

これを縫合不全といいます。膵と腸の縫合不全は、全国の統計でも非常に多く膵頭十二指腸切除術の20％近くに起こっています。この縫合不全は一旦、起こすと治りにくく、ときにはこのために腹膜炎や感染症を起こして死亡することもあります。

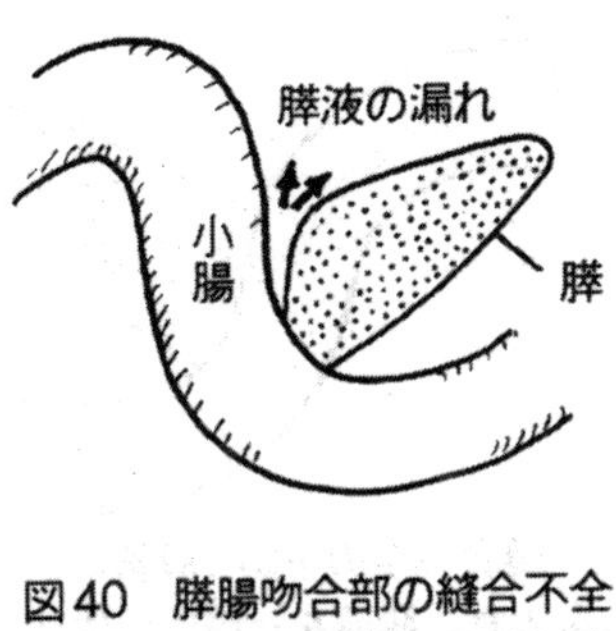

図40　膵腸吻合部の縫合不全
膵と腸を縫いつけた一部が開き膵液が漏れる

合併症の予防のための工夫

この縫合不全を起こさないために様々の工夫がなされています。私どもは、縫合不全の原因が膵液の漏れであることに注目し、膵と腸が完全にくっつくまで、膵液を一時的に体外に流し出す方法を考案しました。膵管の中にチューブを入れ、膵液を完全に外に誘導します。膵と腸の接触面に膵液がなければ縫合不全は起こりません。

一時的に膵液をチューブで外に出し、膵と腸が完全にくっついた3～4週間後にチューブを抜けば、膵液は腸内に自然に流れるようになります。この方法を200例以上を行いましたが、縫合不全を起こしたのは、術中に放射線があたったり、このチューブが誤って抜けてしまったりしたまれな場合のみで、縫合不全の率は2％にすぎませんでした。

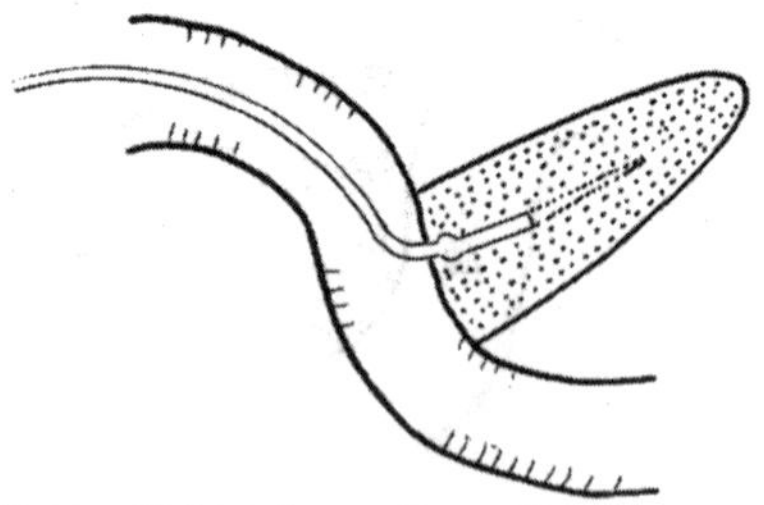

図41　縫合不全の予防：膵管にチューブを入れ、膵液を一時的に体外に流す

全胃温存膵頭十二指腸切除術

通常の膵頭部がんに対しては、このような膵頭十二指腸切除術を行いますが、２cm以下の小さな膵がんやりんぱ節転移、周囲への広がりの少ないがんの場合には、胃を切除せずに胃を全部残す方法を行います。これを全胃温存膵頭十二指腸切除術といいます。

大きな膵がんの場合は胃周囲のリンパ節に転移の可能性もあるので胃は切除した方が良いのですが、小さな膵がんの場合には、リンパ節転移が胃周囲に及ぶことはほとんどないため胃を完全に残すことが出来ます。

胃を全部残すことによって消化吸収機能は非常に良くなり、手術後の体重の回復もよく、術後半年も

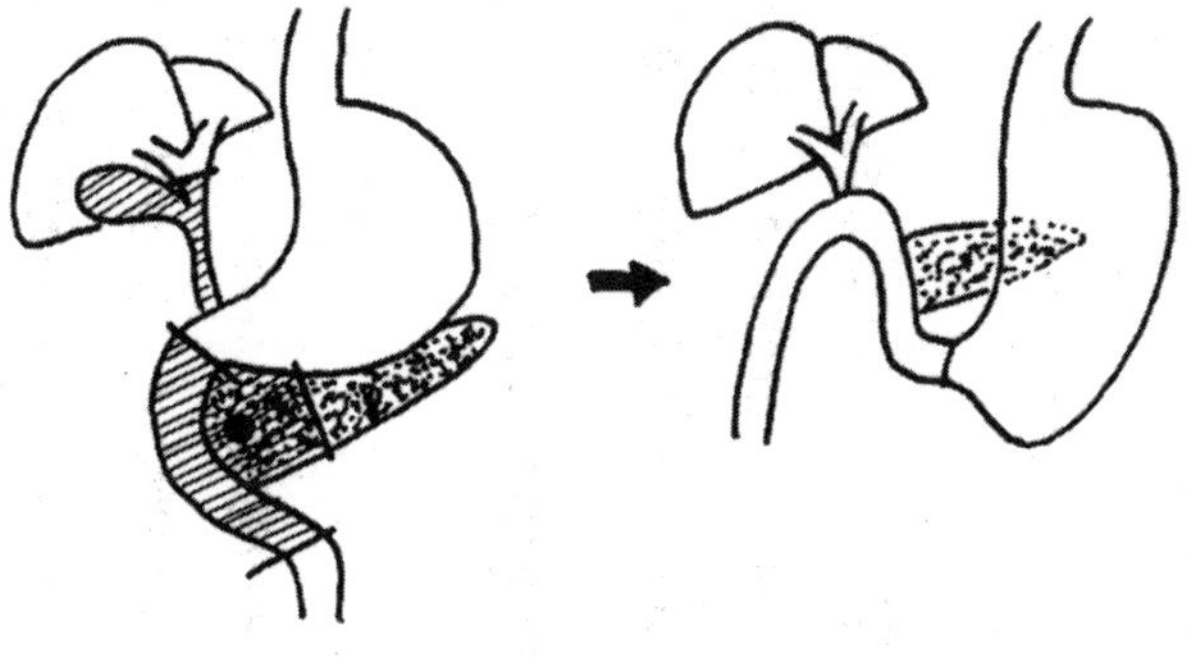

図42　全胃温存膵頭十二指腸切除術

しないうちに手術前の体重に戻ります。

十二　膵頭十二指腸切除術後の状態

膵頭十二指腸切除手術が終わった時の患者さんの状態を見てみます。

腹の皮膚には切開創があり、すでに糸で縫われています。

ドレーン

切開創の右側から2本のドレーンというチューブが出て、排液バッグにつながれています。

このドレーンは排液管のことで、腹腔内に貯まった血液や切除端からの分泌物、感染が起こった時の膿、膵臓や胆管を腸につないだ所から漏れ出た膵液や胆汁、腸液などを体外に排出するためのものです。

腹腔内に貯まった液が十分に排出出来なければ、感染が腹部全体におよんで腹膜炎を起こし、細菌が腹膜から血液中に吸収されると菌血症になります。これが進行すると肺や腎臓もやられ、呼吸不全や尿毒症を起こし重篤に陥り、やがて死に至ります。

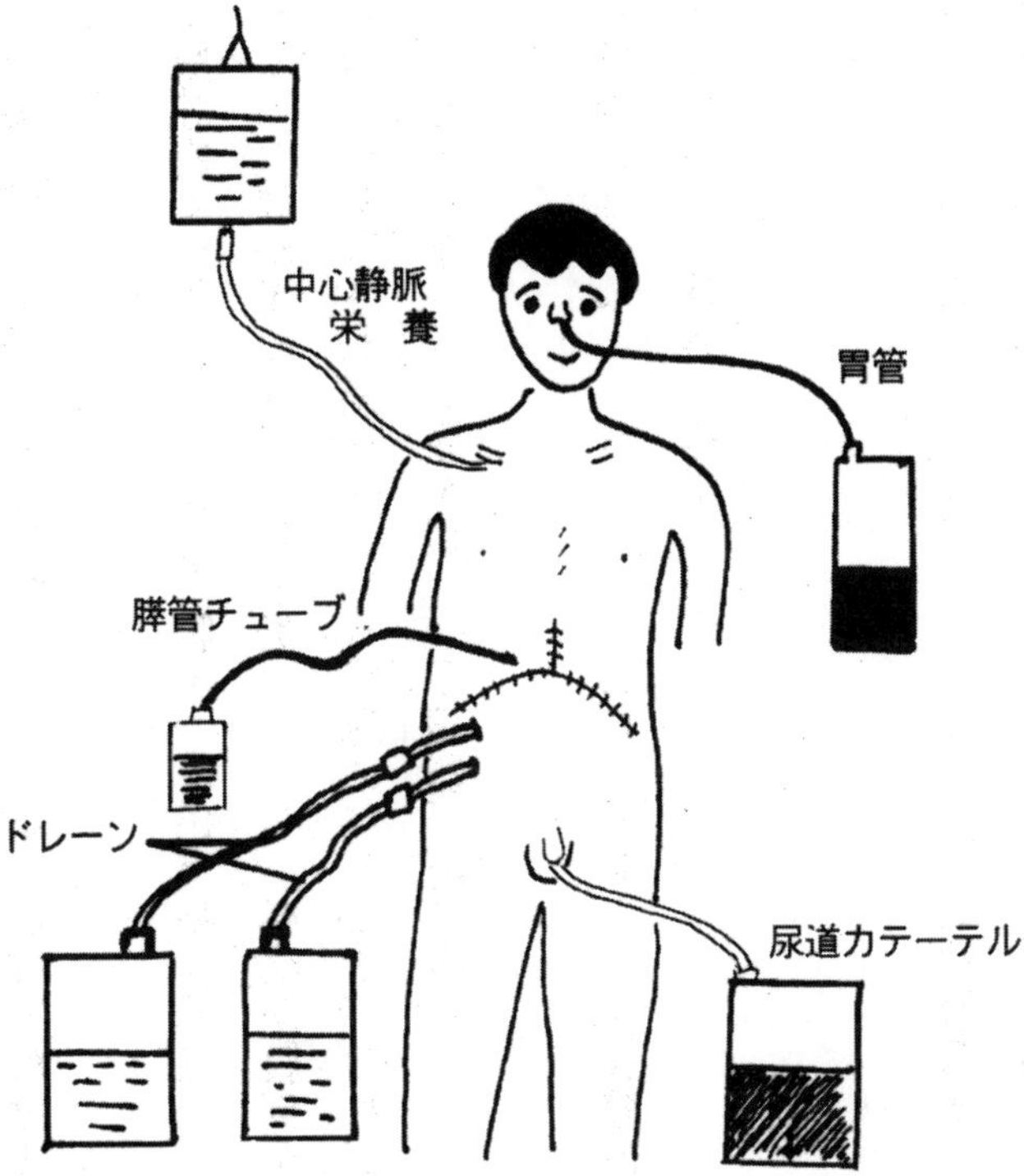

図43　膵頭十二指腸切除後の状態

このような状態にならないようにするためには、ドレーンを腹腔内に入れ、汚染された腹水や血液や膿を排出します。通常はドレーンを膵臓と腸、胆管と腸をつないだ吻合部近くに入れておきます。

膵管チューブ

もう一つ忘れてはならないチューブがあります。これは膵管チューブです。膵液を一時的に排出するチューブで、チューブの中は透明な膵液で満たされています。

胃　管

鼻からは、胃の中まで胃管が入っています。胃管は胃に貯まった胃液や胃内に逆流してきた胆汁や腸液を排出するものです。お腹の手術をすると術後3～4日は胃や腸が麻痺した状態となり、胃や腸の中に胃液や胆汁があふれてきます。放っておくと、これが口の方へ逆流し、時には気管に流れ込んで肺炎を起こします。また、胃や腸が液体で満たされた状態が続くと腸管の麻痺はますます進行します。

胃液の逆流を防止し、腸管ができるだけ早く動くようにするために、胃管で内容物を吸引します。また、胃管によって胃や小腸からの出血をいち早く見つけることもできます。

胃はストレスに弱く、大きな手術をした後、この手術が引き金となってストレス潰瘍をつくることがあります。この潰瘍は出血を起こしやすいので、胃管が入っていればすぐ分かります。もし出血があれば、胃酸を抑える薬剤を胃管から注入したり、注射したりして出血を止めます。時には胃管から氷水を入れて胃を洗ったりします。

尿道カテーテル

また尿道からは尿道カテーテルが膀胱内に入り、尿はカテーテルを通じて排出されます。術後しばらくは自力で尿を出せないのと尿量の測定が必要なためです。

病室へ

手術が終わり、麻酔からさめ、病室に戻ると意識状態は呼べば返事をするまでになっていますが、実際はまだボーとしています。皮膚の切開創から痛みがある場合には、鎮痛薬の注射や坐薬を用います。

点滴のカテーテルに加え、ドレーンや膵管チューブ、胃管、尿道カテーテルがそれぞれ排液用のバッグにつながっています。さらに口または、鼻には酸素マスクがかぶさっており、酸素が送り込まれています。胸には、心電図用のセンサーが取り付けられています。要するに手術直後は全身管だらけの状態です。

しかし手足を動かしたり、少し上体を起こしたりは出来ます。手術後1～2日後には状態が良ければ酸素マスクがはずされ、心電図もはずされます。

尿道カテーテル、胃管の抜去

手術翌日より上体を起こしたり、身体を左右に向けるなど、かなり動くことが出来るようになり、2～3日後には歩くことも可能です。また、尿道カテーテルもとれます。約4～5日後には肛門からガスが出るようになります。胃管からの胃液の量も徐々に減ってきます。

これは胃や小腸、大腸が動き出したことを示しています。この状態で胃管を抜きます。胃管が鼻から食道を経て胃内に入っているのは大変つらいことですので、ほっとします。

ただし、全胃温存膵頭十二指腸切除術の場合は、2週間から1カ月間、胃の出口近くにある幽門の働きが悪く、胃液が小腸の方に流れにくい状態が続きます。このため胃管もその間、入ったままになります。

食事の摂取

胃管がとれると水分が飲めるようになります。次いで、流動食から5分粥、7分粥、全粥と2日ごとに食事の段階を上げていきます。その途中で、嘔気がしたり腹痛が起こったりすれば、軟らかい食事に戻します。

食事は体調に合わせて食べるようにします。最初は、やや少な目に食べるぐらいがいいでしょう。あまりあせらず、気長に胃や腸になじませることが大事です。

ドレーンの抜去

ドレーンは、約2週間はそのままにしておきます。2週間後にドレーンからの排出がほとんどなければ徐々に抜きます。

ドレーンがとれると身軽になり全身状態も良くなり、食べる量も少しずつ増えてきます。もし、ドレーンから汚染された液が出たり、液量が多い場合には、そのまま抜かずにしばらく様子をみます。

十三　膵頭十二指腸切除術後の合併症

縫合不全

膵頭十二指腸切除術後まもなく起こる合併症で最も多いのは、膵腸縫合不全です。

これは膵臓と小腸をつないだところから、膵液や腸液が腹腔内に漏れることです。手術後1週間過ぎた頃から38度以上の熱と共にドレーンから汚く濁った液が出てくる場合や、膵管チューブからの膵液量が急に少なくなる場合は縫合不全を疑います。

縫合不全の有無の判定にはドレーンから出た液のアミラーゼ量を測定します。アミラーゼの値が一万単位以上ならまず膵腸吻合の縫合不全と診断します。

縫合不全の処置

縫合不全に対しては、もしドレーンから液が出ているならこのドレーンに生理食塩水を通して汚い液を洗い流します。徐々に排液が減り、熱が出なくなればやがて治ります。しかし、いつまでもドレーンから排液が続くか、逆に排液が出ない場合には開腹し排出が十分に行えるように多くのドレーンを留置します。膵臓から膵管チューブが抜け落ちている場合には、膵管内にチューブを再挿入し改めて膵臓と腸の吻合を行います。しかし、膵臓の炎症が強く膵管にチューブを挿入できないような場合には、膵全摘術をおこなうこともあります。

多くの場合、このような処置によって治りますが、一旦縫合不全を起こすと、完治するまで2カ月以上を要します。

手術後1カ月以上たって

膵頭十二指腸切除術後に合併症もなく経過すれば手術後約1カ月後に退院となります。

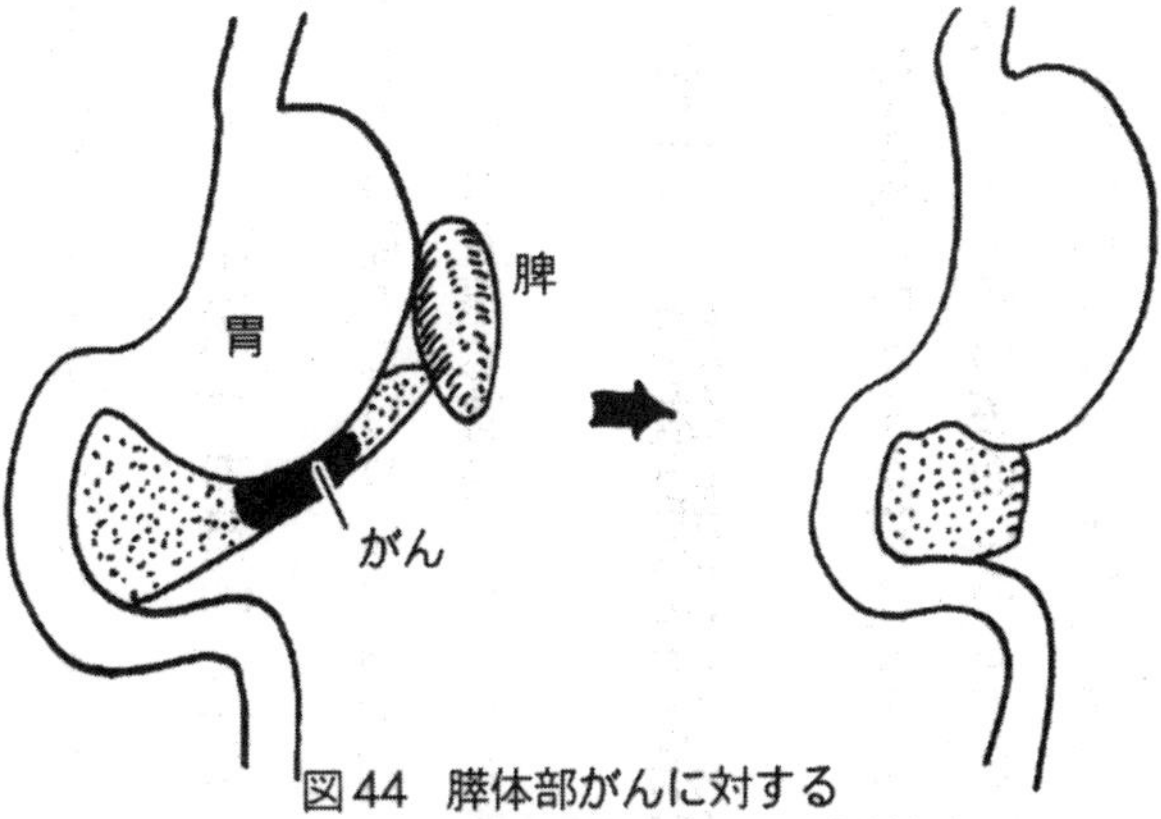

図44　膵体部がんに対する
膵体尾部切除および脾摘出

その後は食事も普通に食べれるようになります。

十四　膵体尾部切除術

この手術は膵体部または膵尾部に出来た膵がん、あるいは膵体部から膵尾部にかけ出来た膵がんに対して行います。

肝転移や腹膜播種の見られる場合や、がんが膵臓の後方にある上腸間膜動脈や大動脈などの太い血管に浸潤している場合は適応になりません。

膵体尾部切除と脾臓の摘出

がんを含めて膵臓の体尾部を切除します。膵尾部の先端が脾臓に入るところには多くのリンパ節があり、膵体尾部がんがここに転移を起こす可能性があるため、脾臓も一緒に摘出します。

脾臓は、子供のときには免疫機能が活発で、重要な役割をもっていますが、大人になると、免疫機能の役割はあまりなく、摘出しても問題はありません。むしろ脾門部のリンパ節郭清を確実に行うことが重要で、そのためにも脾臓摘出が必要です。

膵体尾部がんが膵臓後方の腹腔動脈や総肝動脈に浸潤している場合にはこれらの動脈を一緒に切除するアップルビー手術を行います。これにより、胃への血流がなくなるため胃上部切除も併せて行います。

手術後の合併症

手術後の合併症としては、切断した膵断端から起こる膵液の漏れが約20％に認められます。そのため、手術の時にドレーンを置き、たとえ膵液が漏れても腹腔外に排出するようにします。これも約1カ月以内には自然に治癒します。漏れが激しい時は、ドレーンを介して洗浄し、膵液を薄めます。

手術後の経過

膵体尾部切除術後、膵液の漏れなどの合併症がなければ手術後、4～5日で水分を飲むことが出来、その後、粥食から順次、普通食まで摂れるようになり、約3週間後には退院が出来るようになります。

もし膵液の漏れがあれば、絶食にして膵液の分泌を刺激しないようにします。ドレーンから

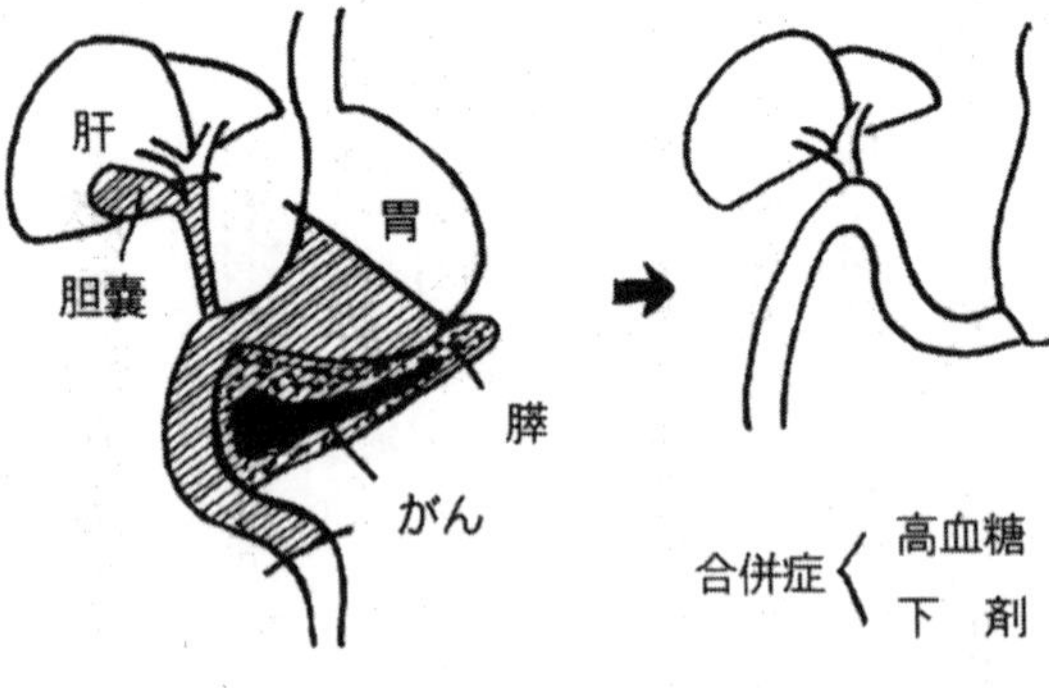

図45　膵全摘術

の膵液がほとんど出なくなれば食事を開始しますが、食事の開始は漏れのない場合と較べれば1カ月以上遅れます。

十五　膵全摘術

膵がんが膵全体に拡がっている場合や膵頭部がんの一部が膵管に沿って膵尾部まで浸潤しているような場合には、膵臓を全部取らなければがんを完全に摘出することは出来ません。

膵全摘を行う場合も膵頭十二指腸切除術と同様に胃の約2分の1と、十二指腸や空腸の一部、胆嚢を切除します。その後の再建では、胃と空腸および胆管と空腸をつなぎます。

膵全摘術後の血糖調節

膵全摘術後に問題となるのは血糖と下痢調節です。膵臓を全部取ることによって血糖を抑えるインスリンが全く出なくなるため著しい高血糖になります。この高血糖を抑えるために注射によってインスリンを補います。

インスリンは血糖を調節するだけではなく脂肪の代謝や身体の細胞の機能を調節する重要な働きを持っており、生命を維持するためには1日あたり20単位のインスリンが必要です。従って膵全摘術後には毎日20単位以上のインスリンを注射して血糖を調節しなくてはなりません。

膵全摘術後の下痢

膵全摘術後におこるもう一つの困った問題は下痢です。

膵全摘術後には膵液が全く出なくなるため脂肪や蛋白、炭水化物の消化が出来なくなり、そのため吸収力がなくなって大量の脂肪が混じった下痢を起こします。このためにウシなど動物の膵臓から作った大量の消化剤を飲んで下痢を抑えます。下痢の調節に6カ月近くかかります。

下痢が続き、炭水化物の吸収不良により、血糖の調節が非常に不安定になります。血糖値に応じてインスリン量を微妙に調節できればいいのですが、現実に日常生活をしていく上でインスリンの自己注射を頻回に打つことは出来ません。出来れば、インスリン注射は朝夕の2回にしたいものです。そのためには、まず下痢の調節が最重要課題です。

下痢が止まらない場合には、ロペミンのような強力な下痢止めを用い、効果が見られない場合には、阿片チンキのような麻薬を使います。下痢がうまく調節できるようになると普通食を食べながら1日に2~3回のインスリン注射によって適切な血糖調節が可能となり、手術前の日常生活の状態に近いまでに回復することが出来ます。

十六　膵がんの予後

日本の全国集計では膵がんの切除例の5年生存率は16%です。がんの大きさが2cm以下のいわゆる小さな膵がんの予後は良好で、5年生存率が36%、10年生存率が28%です。がんの大きさが2~4cmでは5年生存率は13%、10年生存率は11%、4~6cmでは五年生存率は8%、10

年生存率は7％、6cm以上では5年生存率は15％、10年生存率は10％となっています。

近年、胃がんや大腸がんなどの予後は、著しく向上しており、早期胃がんや早期大腸がんでは、100％近い5年生存率が得られるようになっています。これに較べると膵がんは、極めて予後の悪いがんといえるでしょう。ただ小さな段階で見つかれば、長期生存の可能性も多くなりますので、早期発見が大変重要になります。

拡大手術の予後

膵臓を一部だけ残し、リンパ節、神経を徹底的に郭清し、がんが門脈に浸潤している場合は門脈合併切除を行う拡大手術の予後は、私どもの施設では、5年生存率が30％で、全国統計の標準的な膵がん切除の5年生存率16％と比べて格段に良くなっています。

拡大手術の予後は、手術後の予防的な抗がん剤による化学療法や放射線療法などの補助療法によってさらによくなる可能性があり、膵がんの予後は確実に向上しています。

十七　切除不能膵がんの対策

膵がんのうち、手術で完全に切除出来るのは、40%に過ぎません。60%の膵がんは、かなりの進行がんで、肝臓への転移や腹膜播種あるいは血管に深く浸潤しているために手術で切除することが出来ません。

このような進行した切除不能がんに対して、先ずやるべきことは、患者さんの苦痛となっている症状をとることです。膵頭部がんで黄疸がある場合には減黄術を行います。十二指腸が狭くなって食物が通りにくい場合には、胃と腸をつないで食物が直接腸に入るように胃腸吻合術をします。

がんが膵臓の裏の神経叢に食い込んで腹痛や背部痛がとれない場合には鎮痛薬や麻薬を使いますが、このような薬で効果がない場合にはアルコールで神経を麻痺させる神経ブロックを行います。

減黄術

黄疸が進むと、肝臓の機能が悪くなり解毒作用も低下するため、皮膚の痒み、吐き気、嘔吐、食欲不振などがみられ、肝不全へと進みます。同時に腎機能も悪くなり胃や腸から出血がみられるようになり、全身状態が急速に悪くなります。したがって黄疸があれば出来るだけ早く減黄術を行います。これには非手術的減黄法と手術による減黄法があります。

非手術的減黄法

内視鏡を口から胃を通って十二指腸まで入れ、乳頭部から総胆管に向けてチューブを挿入します。チューブを狭窄している胆管の部位よりさらに深く肝臓近くまで挿入すると、チューブを通じて胆汁が流れて来ます。このチューブを利用してさらに太いチューブに入れ替えて、胆管内に固定すると胆汁は十二指腸内に流れるようになります。

内視鏡による方法が出来ない場合には、超音波で見ながら体外から皮膚を介して肝臓の中の胆管内にチューブを入れます。このチューブに沿わせて太いチューブを挿入し固定します。肝臓内の胆管の胆汁はこのステントチューブを通って十二指腸内に流れるようになり、黄疸はとれます。

手術による減黄法

胆管の閉塞が強く、ステントチューブが挿入できない場合には手術によって減黄します。肝臓近くの胆管と小腸を吻合する胆管腸吻合術を行い、胆汁が直接小腸内に流れるようにします。

胃空腸吻合術

膵がんによって十二指腸や空腸が狭くなったり、十二指腸から出血が見られる場合には食物が直接空腸に入るように胃と空腸をつなぐ胃空腸吻合術を行います。膵頭部がんでは胆管空腸吻合と胃空腸吻合を同時に行うこともあります。

十八　疼痛に対する治療

進行膵がんは、膵臓の後面にある腹腔神経叢に浸潤するため腹部や背中に強い痛みが起こります。鈍く持続的な痛みが主ですが、ときには鋭い激痛が来ます。

除痛の目標

疼痛から解放して、少しでも快適な日常生活が送れるようにします。痛みが消失した状態をずっと維持できれば理想的ですが、これはなかなか難しい問題です。

まず、第一目標は夜間の除痛で、ついで日中の除痛を目標にします。

鎮痛剤の内服、坐薬の使用

最初は、非麻薬性鎮痛剤の内服や坐薬を用います。しかし、このような鎮痛剤の効果は限られており、徐々に効果が薄れてきます。最後にはモルヒネなどの麻薬を使用することになります。モルヒネの使用法としては、内服、坐薬、注射、テープ状のパッチがあります。

モルヒネの利点は、即効性があり、鎮痛効果が強く副作用の少ないことです。ただ長期間使用すると嘔気や嘔吐、眠気、便秘などの副作用に加え習慣性がみられるようになります。

硬膜外注入法

モルヒネによってもおさまらない痛みに対しては、背中から脊髄神経の外側の硬膜外腔にチューブを入れ、モルヒネや局所麻酔薬を注入します。硬膜外腔に薬剤を注入することによって腹部へ行く神経だけを麻痺させることが出来ます。

この方法の利点は全身に影響を与えずに痛みをとることが出来ることです。

腹腔神経ブロック

もう少し持続性のある除痛法としては、腹腔神経ブロックがあります。

これは、背部から腹腔神経叢に針を刺し、アルコールなどを注入する方法です。アルコールによって神経は、死んでしまいますので、痛みが伝わらず腹痛もなくなります。ただ神経には再生作用がありますので効果は約6カ月位です。

このように現在、がんの痛みに対する対処法は大

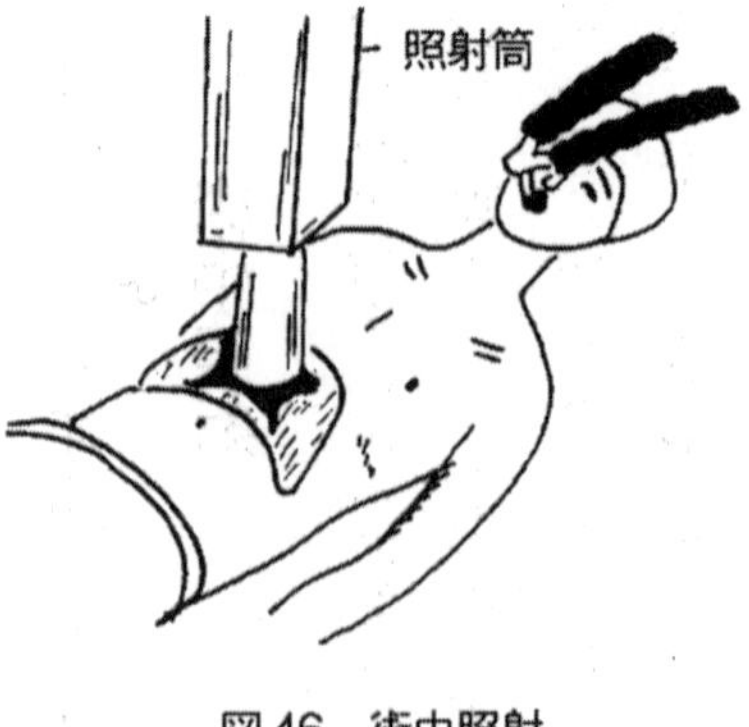

図46　術中照射

変進歩しており、痛みで苦しむことはほとんどなくなりました。

十九 膵がんに対する放射線療法

膵がんは、リンパ管や神経に浸潤し、根を張ったように四方八方へ拡がっていくため、とくに進行がんの場合、手術だけで完全に取りきれるものではありません。

目で見ると完璧に取り切れたと判断できても、顕微鏡でみるとがん細胞が残っている場合が少なくありません。

さらに、膵がん全体をみると、約60％

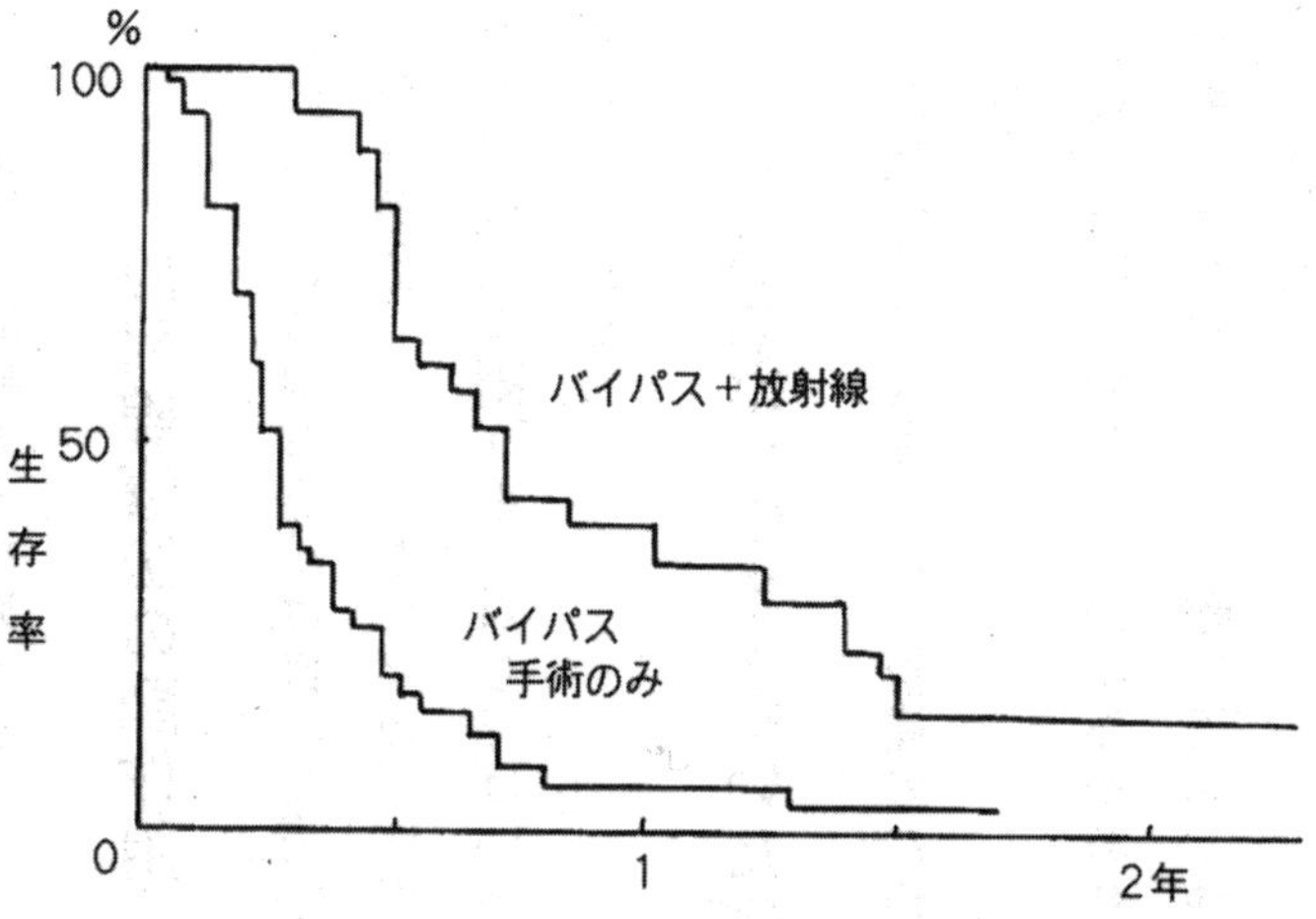

図47　切除不能膵がんではバイパス手術のみより、バイパス手術＋放射線の方が予後は良くなる

は手術ではとても太刀打ちできない切除不能例です。

これが、胃がんや大腸がんと違って膵がんの治療の難しい点であり、予後の悪い原因にもなっています。

このような、目に見えないがん、あるいは手術で手に負えないがんに対する有力な治療法の一つが放射線療法です。

放射線をあてる方法には、体外から照射する外照射と手術中に照射する術中照射があります。

外照射

外照射はリニアックという照射装置を用いて体外からがんの部分を目指して照射します。

放射線が、正常な胃や腸、腎臓などにあたるとそれらの臓器に障害を与えるため、照射装置を回転させながら胃や腸を避け、がんに集中して放射線があたるようにします。

普通は1日1回1.5から2グレイの割で土曜日曜を除く毎日、合計50回位照射します。あるいは手術の前と後に分けて合計50回から60回照射します。

術中照射

手術中に放射線を直接がんに照射する方法です。進行した膵がんでは、手術によって摘出した後に、がんが残っていると思われる膵臓の後方の大動脈の周囲を目指して、一度に外照射より多い約25グレイの放射線を照射します。大動脈のような血管は放射線に対して抵抗性があるため、ほとんど障害を受けることはありません。

手術によって膵臓を含む胃、十二指腸、空腸の一部を切除した後、残った胃、腸、腎臓などの臓器に放射線があたらないようにカバーをし、放射線照射筒を用い、放射線照射をします。時間は10～15分位です。照射後に、膵臓、胃、腸、胆管の消化管再建を行います。

切除不能の進行がんの場合には、胆管と腸あるいは胃と腸をつなぐバイパス手術をした後に膵がんの部分に直接放射線をあてます。この場合は、がんが残っていますので、30～35グレイを照射します。

放射線療法の効果

放射線療法は、膵がん切除後の再発予防のための補助療法として行うと、放射線療法を行わない場合に比べ、予後の改善効果があります。また、切除不能の膵がんでバイパス手術のみを行った場合でも予後は改善されます。

特に外照射と術中照射の両方を行った場合の予後が良好です。

放射線療法の最も優れた利点は、痛みがとれることです。これは放射線によってがんが小さくなり神経への圧迫が除かれるのと同時に神経細胞も障害を受けるためです。

放射線療法の副作用

このように放射線療法は優れた方法ですが、治療に長期間を要すのと嘔気、全身倦怠、食欲不振などの副作用が出る可能性があります。

ただ、副作用に対しては、現在いろいろな薬が開発されており、あまり心配はありません。

放射線がよく効いた例

34歳の男性Aさんは、腹痛のため近くの病院で膵がんと診断され、大学病院に来られました。腹と背中に激しく鈍い痛みがあり、まっすぐに歩けない状態でした。

痛みのため食事も摂れず、やせて顔は苦痛でゆがみ、鎮痛剤のソセゴンを1日に3～4回注射していました。腫瘍マーカーのCA19-9が著明に上昇し、CT写真をみると膵体部に大人のにぎりこぶし大のがんがあり、膵臓の後方の動脈に食い込み、神経を圧迫していました。

手術で取りきれる状態ではないので、まず外照射をしました。すると、腹痛や背中の痛みが少しずつ和らいできました。毎日1回ずつ合計20回照射して、CTを撮るとがんの発育が抑制されました。そこで、胃と腸のバイパス手術をしたのち術中照射を行いました。

手術から回復した後、さらに外照射を20回行ったところ腹痛や背中の痛みはすっかり取れ、CTではがんが分らないほど小さくなっていました。初診時に著明に上がっていた腫瘍マーカーのCA19-9が、正常の値まで下がっていました。

Aさんはその後徐々に元気を取り戻し、元の仕事に戻りすでに18年が経っていますが、がんは跡形もなく消えたままです。

このような例は非常に稀ですが、放射線に極めて良く反応する膵がんがあることも確かです。

二十　膵がんに対する化学療法、免疫療法

膵がんの患者さんの多くは手術のできない進行がんの状態で診断されており、治療をしなけ

れば、予後は数ヶ月から半年です。

このような厳しい予後を改善するために、化学療法や免疫療法を行います。

全身化学療法

膵がんに対する全身化学療法は、抗癌剤を注射や飲み薬として用いる方法です。従来からよく用いられる抗癌剤としては、5-FUがあります。

この5-FUは、胃がんや大腸がんに対しては、かなり効果があるとされていますが、膵がんについては、5-FU単独で用いるより他の薬剤と併用する多剤併用療法が効果的とされています。5-FUとロイコボリンがよく用いられ、その場合の奏効率は10%位です。

ジェムザール

最近になってアメリカから導入された抗癌剤のゲムシタビン（ジェムザール）は、膵がんに対して5-FUよりもかなり抗癌効果があり、予後の改善が期待できるとされています。

切除不能の進行膵がんに対する効果は、5-FU単独の平均予後が3～6ヶ月に対し、ジェムザールは6～8ヶ月です。

1年の予後をみると、5-FUでは2%に対し、ジェムザールは20%です。ジェムザールが特に優れているのは、膵がんに伴う痛みに対する効果で、5-FUが5%に対して、ジェムザールは、25%と五倍の症状緩和効果があるとされています。

ジェムザールは、一回五○○mg～一○○○mgを30分かけて点滴注射します。そして、週1回・3週連続注射し、4週目を休薬します。これを一コースとして、できる限り繰り返します。

ただ、ジェムザールの副作用として、白血球減少や血小板減少などの骨髄抑制が半数に認められます。そのため、血液検査を頻回に行い、異常があれば、薬の量を減らしたり休薬する必要があります。

局所化学療法

局所化学療法は、抗癌剤を局所に集中的に大量に使用する方法で、全身化学療法に比べ、抗がん効果が優れています。

進行膵がんに対する局所化学療法は腹膜播種や肺転移などの遠隔転移がなく、がんが原発巣の膵臓のみに限局しているか、あるいはがんが原発巣と肝転移のみに見られる場合に行います。

このほかに、原発巣を手術によって摘出したのちに肝転移巣に対して、あるいは肝転移の予防のために局所療法を行うこともあります。

方法は血管造影を行い、膵臓と肝臓へ流入する総肝動脈や腹腔動脈にカテーテルを挿入留置し、皮下に埋め込んだポートから抗癌剤を注入します。

抗癌剤は、全身化学療法と同様に5-FUやロイコボリン、ジェムザールなどを用います。

局所化学療法は、理論的には優れていますが、進行した膵がんあるいは肝転移のある膵がんの多くはリンパ節転移やCTでは診断できない腹膜播種を伴っていることも多く、実際には期待通りの効果を挙げることが難しい場合があります。

第七章　膵嚢胞

膵嚢胞とは、膵臓の一部に液体が貯まった状態をいいます。外傷など何らかの原因で出来る仮性嚢胞と、膵臓の組織の一部に異常が生じてできる真性嚢胞があります。

真性嚢胞には、良性の貯留性嚢胞と、がんになる可能性のある腫瘍性嚢胞があります。

仮性嚢胞

仮性嚢胞は、外傷や急性膵炎を起こした時に漏れ出た膵液や血液が胃、腸、膵臓などで囲まれた空隙に溜まった状態をいいます。

あたかも嚢胞の壁に囲まれているようにみえますが、実際には嚢胞壁の形成がみられないのが特徴です。この嚢胞に特有の症状はありませんが、時に腹痛が起こったり、腫瘤を触れることがあります。CT検査や超音波検査で診断します。

仮性嚢胞は、多くの場合、見つかってから1~2カ月で自然に消滅します。

いつまで経っても小さくならない場合には、超音波で見ながら針を刺して内容液を吸引します。ほとんどの嚢胞は、数回の吸引で消失します。消えない場合は、内視鏡で見ながら胃から嚢胞内にステントチューブを挿入するか、開腹して嚢胞と胃をつなぐ嚢胞胃吻合術を行い嚢胞液を直接胃の中に流します。

貯留性嚢胞

真性嚢胞の一つで、膵管の一部が腫瘍や膵石や外傷によって閉塞し、膵液がうっ滞を起こすことによって形成されます。

嚢胞は小さいことが多く、ほとんどは症状もなく、お腹の超音波検査やＣＴ検査で偶然発見されます。稀に大きくなると、胃を圧迫し、腹痛が起こったり吐き気や嘔吐がみられるようになります。腹にしこりを触れることもあります。

貯留性嚢胞と診断されても、小さい場合は、とくに治療の必要はなく、年に一度ぐらいの超音波検査やＣＴ検査で経過をみます。何年たっても大きさが変わらないようなら放置してもかまいません。嚢胞が少しづつ大きくなったり、形が変わったり、内部に腫瘍のようなものが現れてきた場合には、手術によって摘出します。

漿液性嚢胞腺腫

膵細胞のなかの膵腺房細胞が増殖してできた腫瘍性嚢胞です。腫瘍は、中に液体を含んだ細かい蜂の巣の様な形の構造をしています。ＣＴ検査などで偶然見つかることが多く症状はありません。

ほとんどは良性で、とくに治療の必要はありません。

ただ、大きくなると腹にしこりを触れたり、胃を圧迫することによって胃のもたれ感がでることがあります。大きさが６cmを超えると悪性化することがあり、４cmを超えるものは手術をします。

粘液性嚢胞腫瘍(ＭＣＴ)

中年の女性に見られる嚢胞性の膵臓の腫瘍です。

嚢胞の内容は粘液で、嚢胞壁の周囲組織に卵巣を思わせる成分が見られます。大きさはさまざまですが、症状に乏しく、超音波検査やＣＴ検査で偶然見つかります。この腫瘍は、良性と悪性すなわち、がんとの区別がつきにくく、がん化しやすいとされています。

したがって、粘液性嚢胞腫瘍と診断されると手術をします。良性の場合は、腫瘍部分あるいは、腫瘍を含めた小範囲の膵切除を行います。がんの場合には、膵周囲のリンパ節郭清を伴う膵切除を行います。粘液性嚢胞腺がんは、通常の膵がんとは違って発育が遅く周囲に拡がったり転移を起こしたりすることが少ないため、切除した場合の予後は良好です。

膵管内乳頭腫瘍(IPMT)

高齢の男性に多い嚢胞状の膵臓腫瘍です。膵管の一部が嚢状に拡がり、内側の壁に腫瘍が出来ます。膵管造影では、膵管とつながったぶどうの房のような像がみえます。腫瘍からは、多量の粘液が分泌されるため、膵管は太く拡張し、内視鏡で十二指腸を観察すると、十二指腸乳頭部が拡張し、多量の膵液が流れ出るのがわかります。

また、超音波検査、CT検査およびMRI検査でもかなり正確に診断することが出来ます。膵管内乳頭腫瘍のうち、大きさが2cm以下のものは、一般に良性ですが、2cmを超えるとがんの可能性が高くなります。

したがって、膵管内乳頭腫瘍と診断されると、手術をします。小さい腫瘍や、膵液中に癌細胞が見られない場合には、膵臓の部分切除を行います。腫瘍が2cm以上と大きい場合や明らかにがん細胞が見られる場合には、膵周囲のリンパ節郭清を含めた膵切除を行います。このがんも通常の膵がんよりは予後が良好です。

第八章　膵内分泌腫瘍

膵臓の中には、主として血糖調節を行う内分泌ホルモンを分泌する膵島がありますが、この細胞あるいはこの細胞に非常によく似た細胞から出来る腫瘍を膵内分泌腫瘍といいます。

一　インスリノーマ

膵島の中のインスリンを出すB細胞から出来る腫瘍をインスリノーマといいます。

症　状

インスリノーマはインスリンを過剰に分泌しつづける腫瘍で、この腫瘍ができると血糖が常に低くなり低血糖状態となります。

低血糖になると、交感神経が刺激されるため動悸が激しくなり、脈が速くなり、顔面が蒼白となり、脱力感がみられるようになります。また糖が脳へも行かなくなるため頭痛や視力障害、意識障害、痙攣、精神錯乱などの症状がみられるようになります。しばしば精神病と間違われて精神科へ行くこともあります。

診　断

①朝食前に低血糖発作が起こる、②血糖値が50 mg／dl以下に下がる、③砂糖水を飲んだり糖分の注射によって発作から回復する、などの症状があれば、インスリノーマと診断できます。

ＣＴ検査や血管造影をすると、インスリノーマはくっきりと写り、診断することが出来ます。腫瘍が小さいためにはっきり腫瘍陰影が写らない場合には経皮経肝門脈カテーテル検査により、門脈血中のインスリン値を測定することによって、診断することが出来ます。

治　療

インスリノーマは、80～90％が良性なので治療としては、腫瘍部分のみを取り出す腫瘍核出術を行います。もし、手術時の顕微鏡検査で悪性と診断されれば腫瘍を含めて膵切除術を行います。

二　ゾリンジャーエリソン症候群

この長ったらしい名前は、Zollingerと Ellisonという二人の医師が、胃酸分泌が異常に多く治療の難しい胃潰瘍を合併する膵臓の内分泌腫瘍に対して名付けた病名です。

症　状

症状としては、胃液の分泌過多のため胃潰瘍が出来、腹痛、吐血、下血、下痢などが起こります。

潰瘍は非常に治り難く、強力な制酸剤を飲んでいる間は多少症状はとれても、止めれば直ぐに再燃します。診断はＣＴ、超音波、血管造影などの検査により行います。

治　療

この腫瘍はガストリンを過剰に分泌し、悪性のことが多いため、治療としては膵切除術を行います。膵切除をしても症状がとれない場合は、十二指腸や肝臓に転移していることが多く、この場合は、潰瘍を起こす母体である胃を全摘します。

三　ＷＤＨＡ症候群

これは、ＶＩＰという消化管の運動を促進するホルモンを出す腫瘍でやはり膵臓に出来ます。症状の主なものは、水のような大量の下痢と、下痢による低カリウム血症の結果起こる全身の脱力感です。診断はインスリノーマと同様、ＣＴや超音波、血管造影の検査により行います。

治療としては膵切除により腫瘍を取り除くことが必要です。

第九章　膵外傷

近年、交通事故によって膵臓が損傷を受けることが多くなりました。シートベルトをせずに車を運転し、誤って車同士あるいは自損事故によって電柱などにぶつかったりしすると、ハンドルがみぞおちを直撃します。みぞおちの奥には膵臓があり、膵臓の裏には背骨があります。

このため膵臓は、ハンドルと背骨の間に挟まれて押しつぶされるのです。みぞおちを思いっきり殴られたり、机の角にぶつかっても同じことが起こります。軽ければ膵臓に血腫が出来るだけですみますが、ひどい場合には膵細胞が崩れ出血が起こり、膵液が漏れたりします。しばしば膵嚢胞が出来ます。

症状としては腹痛、吐き気、嘔吐、発熱がみられ、ひどくなるとショックになります。

診断は、白血球の増加、血中や尿中のアミラーゼの上昇などの所見に加え、ＣＴ検査や超音波検査により行います。

治療としては、先ず水分や食事を止めて膵臓を安静にします。軽い場合には自然に治りますが、膵臓が損傷し、膵管が切れて膵液が膵臓の外に漏れる場合や出血のひどい場合には、開腹して膵切除術を行います。

第十章　膵臓病Q&A

膵臓病は、初期の症状が乏しいため、どうしても発見が遅くなりがちです。急性膵炎は早期治療を逃し重症化すると、死の危険性が出てくることがあります。慢性膵炎は、適切な治療をしないと社会復帰が難しくなってきます。膵がんは専門の病院に早く受診し、正確な診断、適切な治療を受けないと予後が悪くなります。

このように、膵臓病は一旦起こると大変やっかいな病気です。膵臓病を克服するためのポイントを「Q&A」としてまとめてみました。

Q　コンパで酒を飲んでいたら急にお腹が痛くなり、嘔吐してしまいました。どうすればいいのでしょうか？

A．嘔吐して腹痛がおさまれば、よいのですが、腹痛が持続したり、一旦おさまった後に、また起こってくるようであれば腹部を検査する必要があります。血液、尿のアミラーゼが高ければ、急性膵炎です。その場合は入院して絶食とし膵臓を安静にするための治療を受けます。

Q　病院で急性膵炎といわれましたが、現在は、症状はないのですが、慢性膵炎にならないか心配です。

A　急性膵炎から慢性膵炎になる場合はかなり重症の急性膵炎か、軽症の急性膵炎が繰り返し起こる場合です。一回きりの軽い急性膵炎なら心配はいりません。ただ、急性膵炎の原因が胆石の場合は、繰り返し膵炎発作を起こす可能性がありますので胆石の手術を受けておいた方がいいでしょう。アルコールによるものであれば、アルコールを控える必要があります。

Q　41歳の男性です。急性膵炎で生死の境をさまよい、なんとか回復したとおもったら、嚢胞ができてしまいました。2度ばかり針を刺して液を抜いていただき、すこし小さくなったのですが、なくなりません。担当医からは、そのうち嚢胞が壊疽すればなくなると言われましたが心配です。

Ａ　重症急性膵炎から回復されてよかったですね。急性膵炎後の仮性嚢胞で、大きくなったものは針で内容液を抜き様子を見ます。嚢胞の半数以上は、徐々に小さくなって、やがてなくなりますが、大きさが変わらないか、かえって大きくなる場合には、内視鏡的に胃から嚢胞内にステントチューブをいれ、嚢胞液が胃に流れるようにします。内視鏡治療が難しいか、効果がない場合には、嚢胞と胃または空腸と吻合します。

Ｑ　アルコール性慢性膵炎といわれました。時々、お腹は痛みますが、仕事は普通にやれます。酒はやめなければならないでしょうか？

Ａ．アルコール性慢性膵炎で痛みのない場合、あるいはあっても軽度の場合にどうするか難しいところです。もし、まだ糖尿病になっていないようだったら、この際、酒はやめた方が得策です。酒を続ければ慢性膵炎は確実に進行し、膵がほぼ完全に線維化して、やがて糖尿病になります。一旦糖尿病になれば、治療は大変難しく、また、いろいろな合併症も出てきます。すでに高度の慢性膵炎になっていても糖尿病もある場合は、酒をやめなくてもいいですが、糖尿病が悪化しない程度に控え目にすることです。

Q　アルコール性慢性膵炎のため膵管と腸をつなぐ手術を受け、頑固な腹痛からやっと解放されました。これからまた酒が飲めると楽しみにしています。

A．とんでもありません。膵管と腸をつなぐ手術を受けた場合、膵液のうっ滞はなくなり痛みは取れますが、酒を飲み続ければ、膵臓の炎症は、とどまることはなく、膵臓全体からさらに膵臓後方の神経叢のところまで拡がってきます。手術後しばらくはいいのですが、1～2年もしないうちに今度は今まで以上に激しい痛みが出てくる可能性もあります。アルコールは、きっぱりとやめましょう。

Q　腹部のレントゲン写真で膵石があるといわれました。現在全く自覚症状がありません。放っておいてもいいでしょうか?

A　無症状の膵石症ですね。一応CT検査を受けて下さい。膵管の拡張があまり無く、糖尿病もなければ、1年に一度CT検査を受けるだけでいいでしょう。もし、膵管が著明に拡張し、その中に膵石がつまっているようでしたら膵管と腸をつなぐ手術を受けた方がいいでしょう。この場合、放置すれば炎症が波及してやがて糖尿病になったり痛みが出たりすることがあります。いずれにしろ酒は控え目にすべきです。

Q　36歳の男性で、アルコール性の慢性膵炎と膵石症と診断されています。膵管に狭窄があるためか、食後1～2時間でみぞおちに激しい痛みがおこり、ソセゴンを打ってもらうまで痛みは止まりません。何とかならないでしょうか。

A　痛みは、膵石症と膵管狭窄による膵液のうっ滞によるものです。この痛みは、膵液のうっ滞を取らない限り直りません。膵管を切開して膵石を摘出し、膵管と小腸をつなぐ膵管空腸吻合術により膵液を小腸に流します。さらに、炎症による神経刺激を取るために、膵頭神経切除を行えば、痛みはほぼ完全に消えます。

Q　慢性膵炎で痛みが続いており、ソセゴンの注射がやめられなくなりました。どうしたらいいでしょうか？

A．慢性膵炎で非麻薬性鎮痛剤のソセゴンの注射がやめられず、いわゆるソセゴン中毒になっている状態です。止めるのは非常に難しいのが現実ですが、止めるための唯一の方法は、専門の病院で膵臓の状態を、きっちりと診断してもらい、膵管の拡張がなければ神経切除手術を、膵管の拡張があれば、膵臓のドレナージ手術および神経切除手術を受けることです。

Q　慢性膵炎から、がんにならないか、心配です。

A　慢性膵炎からがんになることはありません。肝硬変はがんになることはありますが、これは、肝硬変の原因がビールスであるのと、肝には常に再生が起こるためです。慢性膵炎の原因は、膵細胞の破壊と線維化で、再生作用もほとんどありませんので、がんにならないと考えられます。ただ、膵石など慢性膵炎の中に、たまたまがんが隠れて存在することはあります。慢性膵炎と考えて手術をしたら、膵臓の一部にがん細胞があったということはあります。

Q　60歳の男性です。わき腹が痛いので病院を受診したところ、超音波検査で膵臓に3mmの嚢胞があるといわれました。放っておいてもいいでしょうか。がんにならないかと心配で夜も眠れません。

A　小さな嚢胞は、直ぐに手術をするのではなくしばらく経過を観察します。半年に一度ぐらい超音波検査を受け、大きさが変わらなければ心配はいりません。もしも、急速に大きくなるようでしたらCTやMRI検査を受けたらいいでしょう。すこしづつ大きくなる場合は、大きさが2cmを超えたときに、CTやMRI検査などを行い、嚢胞腺腫なら手術について検討します。

Q　75歳の男性です。お腹の調子が悪く、病院で超音波、CTの検査を受けたところ、膵臓に2cmの腫瘍があるといわれ、ERCPと血管造影の検査をしました。その結果、異常がないので心配ないと言われました。このままでいいのでしょうか?

Ａ　ＣＴなどで膵臓に腫瘍が見つかり、膵がんの可能性を疑ってＥＲＣＰや血管造影をされたのだと思います。ＥＲＣＰで異常がないとのことですので、心配は要らないと思いますが、まれに主膵管から少し離れたところにできる膵がんでＥＲＣＰで異常の見られないがんがあります。できれば、ＥＲＣＰを再度受けて、膵液の細胞診をしてもらうのがいいでしょう。細胞診で異常がなければ半年後ごとの検査で経過を見られたらいいでしょう。もし、腫瘍が大きくなるようでしたら手術を考慮する必要があります。

Ｑ　54歳の女性です。進行した膵がんと診断され、開腹手術を受け組織の一部をとって調べたところがん細胞が見つからなかったので、そのままお腹を閉じたといわれました。今後どのようにしたらいいでしょうか。

Ａ　腫瘤形成性慢性膵炎だと考えられます。良性ですので心配せずに半年毎に検査を受け、経過を見て、腫瘤の大きさに変化がなければ、さらに様子を見ます。腫瘤が大きくなったり黄疸が出たりや膵管閉塞が高度となれば手術をします。

Q　黄だんが出たため近くの医院に行ったところ、膵がんの可能性があるといわれました。どこで診てもらったらいいでしょうか？

A　膵がんは、大変、治療法の難しい病気です。出来るだけ早く、設備の整った膵臓外科の専門医のいる病院で診察を受けて下さい。検査の結果、膵がんと診断されたなら、その病態に応じた適切な治療が必要です。膵臓の手術は、リンパ節の郭清を行い、膵と腸をつなぐなど高度な手技が必要です。そのためには手術経験の豊富な外科医に診てもらうことが肝要です。

Q　57歳の男性です。健康診断で腫瘍マーカーのCEAが高いといわれ、近くの医院で大腸の検査を受けました。内視鏡検査で大腸ポリープが見つかり取ってもらいました。ポリープは良性だということで安心しましたが、腫瘍マーカーの値は高いままです。このままで放っておいてもいいのでしょうか。

A　CEAの上昇は、癌の発見のきっかけになります。大腸がんのほかにも膵臓がん、胆道がん、進行した胃がん、ときには肺がんなどでも上昇しますので、病院で胸腹部CT検査など精密検査を受けて下さい。

Q　病院で膵がんと診断されましたが、膵がんは、治らない病気ときいています。治療を受ける意味があるのでしょうか？

A．確かに膵がんは、他のがんと較べると予後の悪いがんです。しかし、切除が可能な場合は、がんを周囲のリンパ節などと一緒に徹底的に取れれば、かなり良好な結果が得られます。最近では、膵がんの予後を左右する肝転移に対しても、肝動脈内へ抗がん剤を入れることによって予防する方法も行われています。徐々にではありますが、膵がんの予後も良くなってきていますので、是非、専門医のいる病院で治療を受けて下さい。

Q　父が膵頭部がんで黄だんが出ています。根治手術は出来ないといわれました。医師はバイパス手術を受けるよう勧めています。私としてはこれ以上父を苦しめたくありません。どうしたらいいでしょうか？

A　膵頭部がんが大きくなって切除が出来ない場合は、黄だんが必ず出てきます。黄だんを放っておくと、肝機能が低下するため解毒作用が低下し、全身がだるくなったり、悪心、嘔吐がみられるようになり、胃や十二指腸から出血が起こったりします。少しの期間でも快適に暮らすためには、黄だんをとる必要があります。手術だけではなく、内視鏡などによって黄だんをとる処置が出来る可能性もありますので、専門医に相談して下さい。

Q　56歳の男性です。膵臓がんで手術を受けた結果、がんが血管に浸潤し、取れなかったのでバイパス手術をしましたと説明をうけました。今後は、抗癌剤で治療をしましょう。放射線治療は、胃に放射線があたるからできないといわれました。少しでも、長生きしたいのですがこのままでいいのでしょうか？

A．切除不能膵がんで、十二指腸に狭窄があったために、食事が取れるようにバイパス手術をされたのでしょう。術後は、5-FUやジェムザールのような抗癌剤を投与する化学療法が一般的な治療法です。

私どもは、もう少し積極的な治療を行っています。がんに対する放射線照射と動注療法を行っています。

放射線療法は、一回の照射線量を少なくして、1～2ヶ月かかって、40～50グレイ照射しますので、胃や腸に対する影響は余りありません。また、動注療法は膵臓へ流入する動脈にカテーテルを留置して抗癌剤治療を行う方法で、両方の治療法を併用することもあります。

第十一章　食事療法

食事は膵臓を刺激する

急性膵炎の治療で最も大切なことは、膵臓を出来るだけ刺激しないことです。膵臓を休ませるのです。

急性膵炎は、アルコールや胆石などいろいろな原因で起こりますが、煎じ詰めれば膵臓のどこかで膵管がつまって膵液がうっ滞を起こすことが原因です。膵液のうっ滞をこれ以上起こさないためには、アルコールなどの原因を取り除くとともに、膵液の分泌を刺激しないようにすることが重要です。膵液の分泌を最も刺激するのは、食事です。

食事をとると、胃液と混じりあった食物が十二指腸に入り、コレシストキニンやセクレチンの分泌を刺激します。コレシストキニンやセクレチンによって膵液分泌は刺激されます。また食事によって迷走神経も刺激され、この迷走神経が胃液分泌と膵液分泌を刺激します。とくに、脂質は膵液分泌に対する刺激が強いためできる限り制限します。

膵炎発症直後は中心静脈栄養

膵炎の進行を抑えるための第一歩はまず食事による刺激をなくすことです。絶飲絶食とし、水分も飲まないようにします。胃液を減らすため鼻から胃の中に胃管を入れ、胃内容物を吸引することも必要です。

栄養管理は中心静脈栄養とし、膵炎発症直後は、電解質液や血漿製剤、輸血などを投与し、血圧や尿量など循環状態を安定させた後、徐々に糖分とアミノ酸を使って高カロリー輸液にします。この時、血糖値が上がれば、インスリンで血糖をコントロールします。

軽症の膵炎では、絶飲絶食の期間は2～3日で済みますが、中等症の場合は1週間以上を要します。

その間には、たとえ痛みが取れても十分に膵臓の状態が安定するまでは絶飲絶食を続けます。油断をしてうっかりジュースなど飲むと膵炎が再燃し、一層重症化することがあります。もちろんタバコなども厳禁です。

回復初期は流動食

痛みが完全にとれ、CTなどで膵の腫れの治まりが確認できる頃になると、膵炎に回復の兆しが見えてきます。この時期から少しずつ食事を始めます。まず最初の1～2日間位は、白湯、番茶、果汁などの水分を少量ずつ頻回に摂り様子をみます。調子が良ければ、重湯、野菜スープ、果実ジュースなどを摂ります。エネルギーは約500 kcalです。名古屋市立大学病院の低脂肪流動食（表1①）に相当します。

味が単調になり、食欲がわかないときには、スープ、果汁などの種類、湿度を変えたりするとよいでしょう。この間も中心静脈からの水分、電解質、栄養素の補給は続けます。もしその間に腹痛など膵炎症状が起これば、直ちに絶飲絶食とします。

症状もなく回復に向かえば、本格的な食事療法へとすすみます。

回復期は粥食

低脂肪食が原則

この時期は、普通の日常生活が出来るようになるまでの期間で、膵臓自体はほぼ正常に近く回復しています。ただ、油断をすれば、膵炎の再発の可能性もありますので、食事には十分注意を払います。

低脂肪流動食から5分粥食、7分粥食へとすすめていきます。全身状態の回復と膵炎でダメージを受けた膵臓組織の修復のために徐々にエネルギーを上げていきます。

その際、脂肪は、膵臓刺激作用が強いので制限します。蛋白質は、膵組織の回復のためにも必要となりますが、蛋白質にも膵臓を刺激する作用があるため、最初は控え目にし、少しずつ増やしていきます。炭水化物は膵臓に対する刺激作用がほとんどないため、腸からの吸収がよい穀物・芋類などを主食に、低脂肪で蛋白価の高い豆腐などから始めます。

卵白や脱脂粉乳、野菜の裏ごしなどの流動食から、5分粥食（表1②）にします。5分粥食は約1〇〇〇kcalで、そのうち蛋白質は約25グラム、脂質は10グラム位に押さえ、他は炭水化物を110グラムくらいにします。副食は、豆腐、芋、野菜の軟煮など、あまりかまなくてもよい軟らかいものにします。塩分は膵浮腫を増大させ、胃液分泌を刺激しますので10グラム以下にします。

5分粥食で二〜三日様子を見て、腹部の圧痛以外に症状がなければ7分粥食にします。

7分粥食（表1③）は約一二五〇kcalとし、蛋白質は白身魚や鶏のささ身などを加え約35グラム、脂質は10グラムまでとします。流動食から7分粥食に至るまでの間は静脈栄養を併用します。中心静脈栄養による高カロリー輸液は、膵液、腸液の分泌量を60〜80％減少させ、膵臓の安静のために極めて有用です。

7分粥食で2〜3日様子を見て、全身状態がかなり回復し、食欲も出てきた頃に軟飯食（表

1④）にします。エネルギーは約一六〇〇kcalに上げ、蛋白質も60グラム位に増やし、脂質は25グラムにとどめておきます。白身魚や鶏肉、豆腐などの脂肪分の少ない物を副食として用いるといいでしょう。

余り軟らかくする必要はありませんが、調理は出来るだけ薄味にします。

食事は控え目に

この時期になると、全身状態もかなり回復し食欲も出てきますが、膵炎の再発を防ぐために、食事は少し控え目にします。

病院での食事は、体調に合わせて食べるようにし、無理をする必要はありません。食欲のない時は、まだ膵臓が十分回復していない信号と考え、少しだけにとどめましょう。食欲がないからといって、香辛料をかけたりするのはもってのほかです。

安定期、再発予防期も低脂肪食

この時期になると症状もほとんどなくなり、検査の上でもほぼ治っていると思われるようになります。普通の日常生活へ移行する時期にもなります。食事は軟飯（表1④）のような食事とし、エネルギーは約一六〇〇kcalで、蛋白質は60グラムに、脂質は膵臓の安静と再発予防を考慮して、約25グラムに押さえます。

副食としては、脂肪分の少ない魚、鶏肉、鶏卵、豆類を蛋白源とし、野菜や果物などでビタミン類も十分に摂ります。香辛料は、胃液、膵液を刺激しますので控え目にし、出来るだけ薄味を心がけます。

急性膵炎の発症後1カ月から3カ月までこのような食事を続けます。もちろん、酒は厳禁で、タバコも当分の間やめた方がよいでしょう。

二　慢性膵炎の食事療法

慢性膵炎は、膵細胞が線維に置き代わって硬くなった状態をいいます。

線維の間に正常の膵細胞が残っている間は代償期慢性膵炎といい、膵外分泌機能がある程度維持されているため、膵石や慢性炎症で狭くなった膵管に膵液がうっ滞すると、腹痛や背部痛が持続的に起こったり、間隔をおいて繰り返して起こったりします。

やがて膵細胞がほとんど線維に置き代わり、正常の膵細胞がほとんどなくなると、非代償期慢性膵炎になり、痛みはとれてきますが、代わりに二次性の糖尿病が出てきます。食事療法は慢性膵炎の時期によって異なります。

代償期慢性膵炎

疼痛発作時には絶飲絶食

強力な鎮痛剤を使っても疼痛が治まらない時には、絶飲絶食にして急性膵炎の発作時と同様の処置をします。

間欠期

疼痛発作を起こさないようにすることがポイントとなります。そのためには膵臓への刺激を与えないような食生活にします。

まずやるべきことは、禁酒を守ることです。食事はエネルギーを控えめに、一二五〇kcal～一六〇〇kcalに、蛋白質を約30～60グラム、脂質を15～25グラムとし、低脂肪食、7分粥食（表1

③)、低脂肪食軟飯食（表1④）を参考にします。

脂肪は、膵臓機能や、全身状態を良好に保つためにも必要で、揚げ物や炒め物など多量の油を使うものでなければ、適当に摂取したほうがいいでしょう。

蛋白質も、膵臓機能を維持するために必要です。したがって、魚介類や鶏、赤身の肉や、豆腐類など脂肪分の比較的少ない蛋白質を十分に摂ります。

香辛料やカフェイン、タバコなどは胃液や膵液分泌を刺激しますので控え目にします。

非代償期

この時期には膵細胞がほとんど線維で置き代わり、正常の膵細胞はまばらにしかみられなくなります。疼痛もあまり起こらなくなってきますが、代わりに糖尿病が起こり、消化不良から下痢とくに脂肪便がみられるようになります。

食事は低脂肪食軟飯食（表1④）を参考に、摂取エネルギー一六〇〇kcal、脂質は25グラム、蛋白質は60グラム位とし、これにビタミン・ミネラルなどが不足しないよう補っていきます。

消化不良に対しては、十分な量の消化剤を服用します。これには、ウシの膵臓をすりつぶした膵酵素剤を用います。消化が十分行われ、下痢がコントロールできれば、血糖のコントロールをします。

経口の糖尿病薬が効けばこれを用いますが、膵性の糖尿病では効果が少なく、通常はインスリンの注射が必要になってきます。

このように代償期は、血糖と下痢のコントロールを中心とした食事となるのが特徴です

三　膵手術後の栄養補給と食事療法

膵頭十二指腸切除術

術後2週間

この手術では、膵頭部、十二指腸全部と空腸の一部、胃、胆嚢を切除し、胃と空腸、膵臓と空腸、胆管と空腸をつないで消化管の再建を行います。このうち膵臓と空腸のつなぎ目はくっつきにくく縫合不全を起こす危険性もあります。この部分が無事にくっつくためには出来るだけ膵臓や腸への刺激をさける必要があります。

このためには、術後約10日間は絶飲絶食にし、中心静脈栄養とします。術後10日間まで縫合不全などが起こらなければ、食事を開始します。

食事の開始

まず流動食から始め、5分粥食、7分粥食、軟飯食と、低脂肪食①〜④を基本として2〜3日ごとに上げていきます。

全身状態が十分に回復し、病院内を自由に歩行出来、ドレーンチューブや膵管チューブを抜去できるころになれば普通食にします。膵切除後は、膵液分泌が低下し脂肪の消化が不十分となり下痢を起こしやすいため、脂肪を控えめにします。

退院後の食事

膵頭十二指腸切除術後は、膵液の分泌量、消化吸収機能などは手術前の50％以下に低下していると考えられます。

このため食事量が増えても体重がなかなか回復しないのが普通です。このような消化機能の低下を補うために消化酵素剤や下痢止めを服用します。

食事は下痢さえなければ普通食で充分ですが、消化の悪いものは避けます。消化剤を飲んでも下痢が続く場合には、脂肪を控えめにします。

退院後約2カ月間は食事を、1日5~6回に分けて摂るようにします。胃が小さく充分な消化力がないのと、膵臓からも十分な量の膵液が出ないため、一回にたくさん食べると吐いたり、下痢を起こしたりします。

食事内容について

食事の内容に関しては、とくに制限するものはありません。家族と同じものをよくかんで5~6回に分けて食べます。また一回の食事量が充分に摂れない場合は、脂肪の少ない菓子などの間食もいいです。

退院後約2カ月は、食べたいと思うものを少しずつ食べることです。膵臓に悪いものなどと考える必要はありません。通常は、あまり食欲がわかず、多くの量は食べられないので、とくに制限の心配はありません。少しでも食欲がすすむように少々甘い物、辛い物、何でも食べてみて下さい。ただ、タコ、イカ、スルメ、タケノコ、ごぼうなど消化の悪い物は、この時期には控えた方がよいでしょう。

退院後2カ月以上たてば、社会復帰も十分出来るようになりますが、食事も徐々に1日3回食にします。ただ、これも個人差がありますので、一回量が十分入らない場合には、無理をせず分けて食べるといいでしょう。

膵頭十二指腸切除後は、下痢や糖尿病が出てくることがありますので、しばらくは、外来を受診し、検査を受け、適切な投薬をしてもらうことも必要です。

膵体尾部切除術

この手術は、膵臓を切除するだけなので膵頭十二指腸切除術と較べると術後消化吸収障害も軽度です。ただ、膵切除した断端からの膵液の漏れが起こりやすく、一旦起これば、しばらくは食事の制限をします。すなわち中心静脈栄養を中心として、食事は低脂肪食、低蛋白食にし、膵液分泌の刺激を少なくします。

膵液の漏出がなくなれば、食事は徐々に量、食品数を増やして普通食にまでもっていきます。その際、膵臓の切除量が大きく消化吸収障害による下痢がみられれば、十分な量の消化剤や下痢止めを服用します。

膵全摘術

血糖と下痢のコントロール

膵臓を全部取ってしまう膵全摘術後には、インスリンが全く出ないのと、膵液が全く出ないことによる糖尿病と消化吸収障害による下痢が問題となります。

糖尿病はインスリンの注射により、また下痢は大量の膵酵素剤と下痢止めによってコントロールします。入院中は、医師や看護師によってこまめに血糖値がチェックされ、血糖値に応じたインスリン投与が行われるので余り心配はないのですが、問題は退院後です。

退院後の食生活

まず退院後は、摂取エネルギーを約一六〇〇～一八〇〇kcalになるように食事量を決めます。その際は、出来るだけ吸収されやすい炭水化物を中心とし、蛋白質60～70グラム、脂質25～30グラムを目安とします。低脂肪軟飯食献立例（表2）を参考にするといいでしょう。

一回に充分な食事を摂れない場合には分けて食べます。下痢をしないようにベリチーム、パンクレアチンなどの膵酵素剤を大量に服用します。消化剤によっても下痢が止まらない場合には、ロペミン等の下痢止めを服用します。これでも下痢がコントロール出来ない時はアヘンチンキなどの麻薬を使います。

このようにして下痢を充分コントロールして摂取エネルギーに相当するインスリンを投与します。高血糖や低血糖にならないように、しかも、できるだけインスリン投与のわずらわしさから解放されるようにインスリンの投与回数を少なくするようにします。

その際、インスリンは最低20単位の投与が全身のバランスを維持する上で大切です。

表１

低脂肪食

栄養基準

分類	エネルギー（ｋｃａｌ）	たんぱく質（g）	脂質（g）	炭水化物（g）	塩分（g）	水分（ml）	主食
①低脂肪流動食	500	10	5	110	5	1,200	重湯
②低脂肪５分粥食	1,000	25	10	110	10	1,700	５分粥
③低脂肪７分粥食	1,250	35	15	230	10	1,650	７分粥
④低脂肪軟飯食	1,600	60	25	260	10	1,650	軟飯

＜適応＞

・膵炎　・胆嚢炎　・胆石症

①低脂肪流動食　：急性膵炎急性期
②低脂肪５分粥食：急性膵炎初期回復期、慢性膵炎再発期
③低脂肪７分粥食：急性膵炎回復期、慢性膵炎再発期
④低脂肪軟飯食　：急性膵炎安定期～再発予防期、慢性膵炎回復期

名古屋市立大学病院基準食・一部改変

表2

低脂肪軟飯食献立例

朝

献立名	材料名	使用量g
飯	軟飯	200（大茶碗1杯）
みそ汁	赤みそ	6（小さじ1）
	白みそ	6（小さじ1）
	キャベツ	30
	油揚げ	3（1/5枚）
	かつおだし	0.1
	いりこだし	0.1
スクランブルエッグ	鶏卵	50（中1個）
	牛乳	10（小さじ2）
	塩	0.3（少々）
	こしょう	0.01（少々）
	サラダ油	0.5（少々）
	ケチャップ	10（小さじ1）
南瓜の含め煮	かぼちゃ	100
	かつおだし	0.3（少々）
	砂糖	2（小さじ1/2強）
	しょうゆ	5（小さじ1弱）
ねりうめ	梅干	1個

昼

献立名	材料名	使用量g
飯	軟飯	200（大茶碗1杯）
めかじきの炊き合わせ	めかじき	30
	豆腐	1/8丁
	にんじん	10
	ほうれんそう	30
	酒	5（小さじ1）
	砂糖	4（小さじ）
	薄口しょうゆ	8（大さじ1/2弱）
蒸しなすみそかけ	なす（皮むき）	80
	白みそ	10（大さじ1/2強）
	砂糖	3（小さじ1）
	本みりん	3（小さじ1/2）
	かつおだし	0.3（少々）
じゃが芋スープ煮	じゃがいも	70
	たまねぎ	10
	コンソメ	1
	塩	0.3（少々）
	こしょう	0.01（少々）
かつお節みそ	かつお節みそ	10（大さじ1/2強）
カステラ	スポンジカステラ	30（1切れ）

夕

献立名	材料名	使用量g
飯	軟飯	200（大茶碗1杯）
ポトフ	鶏もも肉皮なし	30
	キャベツ	20
	たまねぎ	15
	にんじん	10
	コンソメ	0.5
	塩	0.25（少々）
	こしょう	0.01（少々）
コーンスープ 150ml	牛乳	50
	たまねぎ	5
	コーンクリーム	10
	コンソメ	0.3
	こしょう	0.01（少々）
盛りサラダ	ブロッコリー	30
	カリフラワー	30
	ドレッシング	4（小さじ1）
ジュース	オレンジジュース	200（1本）

名古屋市立大学病院基準食・一部改変

欧文索引

和 文 索 引

著者略歴
真辺　忠夫（まなべ・ただお）
1967年　京都大学医学部卒業
同　年　京都大学医学部第一外科入局
その間　２年８カ月間米国ハーバード大学に留学
1981年　京都大学医学部第一外科講師
1994年　名古屋市立大学医学部大学院臨床病態外科学教授・消化器外科教授
医学博士
〈学会理事・評議員〉国際外科学会、日本外科学会、日本消化器外科学会、日本消化器病学会、日本膵臓学会、日本肝胆膵外科学会、日本癌治療学会、日本胃癌学会、日本静脈経腸栄養学会、日本腹部救急医学会、日本臨床外科学会　など
〈著書〉「重症急性膵炎—難病救命のための手引き」「臨床医と患者さんのための癌のはなし」「膵臓病学」「膵臓外科の実際」「消化器疾患最近の治療」「実地医家のための腹痛ハンドブック」など多数。
〈本書の内容に関するご質問は、文書で、下記へ〉
〒４６７−８６０１　名古屋市瑞穂区川澄
　名古屋市立大学医学部消化器外科教授　真辺忠夫宛。
または、ＦＡＸ　０５２−８４２−３９７４で、
　名古屋市立大学医学部消化器外科教授　真辺忠夫宛。
または、e-mail：　mnb@med.nagoya-cu.ac.jp　真辺忠夫　宛。

まるごと一冊　膵臓の本　第二版

定価1,575円(本体1,500円＋税５％)

2004年７月11日　第二版第１刷発行

著　者　真辺　忠夫
発行人　今村栄太郎
発行所　株式会社日本プランニングセンター
〒271-0064　松戸市上本郷2760-2
電話 047-361-5141（代）　FAX 047-361-0931
e-mail：jpc@jpci.jp　URL：http://www.jpci.jp

印刷・製本　三美印刷(株)

ISBN4-931197-67-1　C2047 ¥1500E